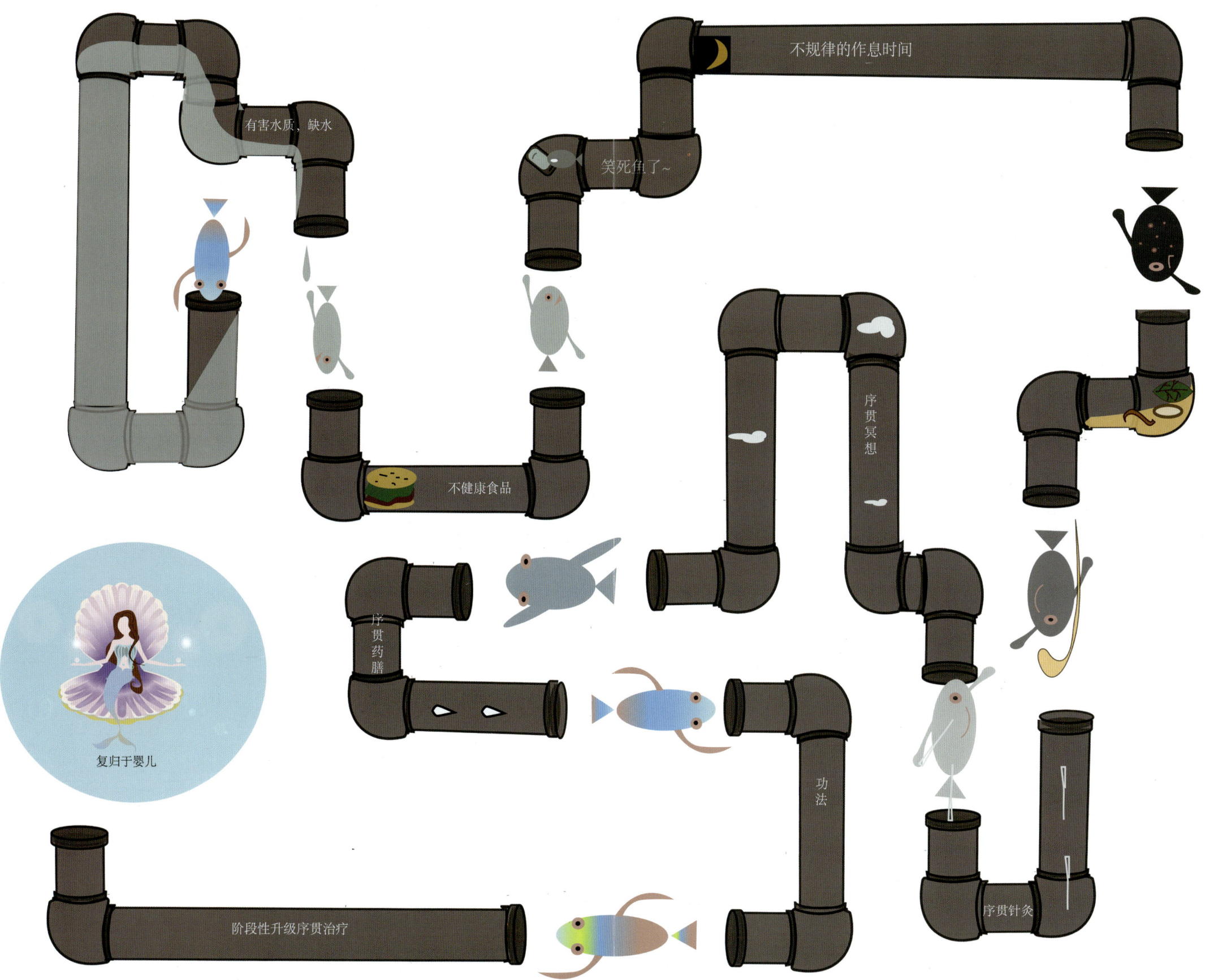

健康哲学

——"回家的路"

主 编/符 力

南方出版传媒
花城出版社
中国·广州

图书在版编目（CIP）数据

健康哲学："回家的路" / 符力主编. -- 广州：花城出版社，2018.12（2020.6重印）
ISBN 978-7-5360-8760-6

Ⅰ. ①健… Ⅱ. ①符… Ⅲ. ①健康－理论－文集 Ⅳ. ①R161-53

中国版本图书馆CIP数据核字(2018)第274497号

责任编辑：黎　萍
技术编辑：薛伟民　林佳莹
封面设计：朱泽燕
封面题字：范希贤

书　　名	健康哲学："回家的路" JIANKANG ZHEXUE HUIJIA DE LU
出版发行	花城出版社 （广州市环市东路水荫路11号）
经　　销	全国新华书店
印　　刷	佛山市浩文彩色印刷有限公司 （广东省佛山市南海区狮山科技工业园A区）
开　　本	787毫米×1092毫米　16开
印　　张	16　2插页
字　　数	256,000字
版　　次	2018年12月第1版　2020年6月第2次印刷
定　　价	68.00元

如发现印装质量问题，请直接与印刷厂联系调换。
购书热线：020-37604658　37602954
花城出版社网站：http://www.fcph.com.cn

编委会

主 编

符 力

副主编

陈英克　尹　东

尹为群　张振烨

陆详和　黄晓红

符致海

前言
常德不离，复归于婴儿

符力

传播健康知识体系，推广健康生活方式，推动疾病早期筛查——因为使命使然，第二本书《健康哲学——"回家的路"》得以出版，在此我深感欣慰。

策划本系列丛书之初，曾想用《百岁系统工程》为名，当时一直未找到如意的切入点，便迟迟没能正式启动。自从习得哲学，恍然发现，哲学是一门海纳百川的包容性学科，它可以融汇提炼各种思想、学术、理论。从此，站在哲学的高度谈论各种健康问题，也就得心应手、顺理成章了，第一本书书名随之定为《健康哲学——远离癌症的终极修炼》。

本书以"哲学"为名，也就意味着其将成为一个开放性话题。希望更多能人参与进来，相互启发获得思想境界、思辨能力的提升，挑战那些习以为常的社会问题，不要等到出现"一边倒"的情况时，才开始思考和重视。希望本书对社会、对家庭、对个人都能起到平衡和调节作用；更希望大家在阅读后，能将"健康哲学"与日常生活相结合，真正将哲学思想和概论运用到生活和工作中。

相较于专业的健康医书，本书最大的不同之处，在于集结各界道友，以通俗易懂的口语化文字，加上形象有趣的模型图来解析各种概论。希望读者在工作与生活之余，带着轻松、愉悦的心情来阅读这本书，而不是绞尽脑汁的学习式阅读。你甚至可以将它当成一本"演讲录"，想象自己正坐在讲堂里，听着一场场娓娓道来的有趣讲座。

本丛书第一本《健康哲学——远离癌症的终极修炼》出版近三年，获得许多点赞，也收获了许多有益的问题……其中之一：如何实操？针对这一问题，通过大样本临床实践总结出：亚健康阶段是所有疾病发生的必经之路，尽管人人皆知，但却积重难返，如同身陷沼泽难以自拔。必须有一个系统的方法从亚健康状态着手，帮助我们走出沼泽地，远离疾病，重返健康家园。本书对目前存量巨大的亚健康人群进行了分析，再用序贯调理的方式将方案表达出来。

《道德经》中提到："常德不离，复归于婴儿……"让身体状态及各项机能回到如婴儿般纯真健康——这是人人所向往的。

一批资深的医生、健康管理专家及从业人员在一起，运用天人相应的哲学思维体系，研究、应用后共同总结了一个系统。实践证明，经过一至三个月的系统调理，已帮助近两百名不同患病类型、程度的亚健康朋友返璞归真、重获健康。

《健康哲学——远离癌症的终极修炼》重于理论层面，而本书《健康哲学——"回家的路"》更多实践描述，更像一幅地图：指引如何走出亚健康沼泽地迷宫。为了保持两书的序贯性，保留了部分原作者的精华再加一些新的实践成果，这也符合"否定之否定，螺旋式上升"这一哲学思维，使本书又上了一个新的台阶。

一本书之所以成为好书，是因为遇到了好的读者。阅读是一种再创作的活动，书里的观点要在读者的阅读中存活，并在读者的思考中发展。何况"健康哲学"是一个开放、发展中的学科，显然，日后的成长还须大家共同努力。我们已为每册书设立一个独有的编号，仅限拥有此书的有缘人进入我们的网站交流平台，在那里您可以获得更多的信息并发表言论。若有可能，希望能将读者关于"健康哲学"讨论的话题再编成另一本书，让您的思考凝聚成文字，分享给更多的有缘人，相信这将更有意义。还望大家能多提善意的批评和建议，让这本书传播得更远，使更多人获益。

序
融合中西医，将中医逐步标准化

魏鑫乾

在一个朋友的聚会上，认识了奇特的符力医生，觉得奇特的原因之一是，交谈时知道他与我同年，但他看上去那么精神饱满，比实际年龄显得小十来岁，很是吃惊；原因之二是，知道他是一个正宗的西医，而现在却用很多中医的方法进行健康管理。他的很多观点是我想过和赞同的，但又不能准确地表达出来的，比如说听他描述何为"序贯调理"的时候，我就觉得言之有理，有种似曾相识的感觉。于是，我觉得这是一个明确的导航图，身边这群工作积极，事业有成的亚健康朋友有救了。他的治疗方法，也许能够引领我们共同走出亚健康的沼泽地。当他邀我为这本书作序的时候，我考虑再三还是答应了。看了一些内容，我觉得这些东西有必要跟大家分享。

中医几千年，以往很长的时间里，更多的是名医各自医术代代（或家族或师徒）相传，发展至现代，要做到像西医般诊治疗程系统化、普及化，很困难。其最重要的一个原因，是要如西医般解决中医标准化问题。多年来，在国家重视并中医业界的努力下，目前中药标准化已走在前列，中医医学术语标准化工作也已启动，但中医诊疗标准化（诊病流程、用药剂量、不同产地同名药药力及治疗原理方法等）仍然在艰难探索中。若能解决中医诊疗标准化，则中医治疗的科学性将为更多人了解和接受，则中医治疗康复原理及用药方法更易让人掌握、应用和传播。我也是一名中医爱好者，时有和中医前辈们接触，很想了解其中一二：例如脉相、经络、舌象，能否像西医这样简单明了——标准化（是工业文明的标志）？ 如本书所述，原来中西医的缘起都是通过种种手段（中医：六脉、舌象/西医：验血、影像）获取人的表象来推测、判断人体内在的状况与正常人应有的相（真相）之间的不同差异程度，来诊断疾病的轻重及采用相应的治疗方法。对疗效的判断也是根据所获得的像与正常相（标准值）之间的差异的变量来决定的。所以中西医的源头都是取像，都是取像后的治疗；也用像的改变来判断疾病的改变和转归，从哲学的高度看中西医是殊途同归的。

如何量化？符医生另辟蹊径，想到一个方法，用脉相和经络的相对强弱来（通过取像）表达我们人体内在的外部表像。按这一学说，对经络做出一些标准化的尝试：把它分为0到3级，按压经络有刺痛感的为3级，没有压痛的为0级；同理，对六脉（左：心/肝/肾，右：肺/脾/命门）也分为0到3级。根据脉象、经络的这种差异，设计了一个可以模拟的生态环境：路、人、车、马。我们可以理解为路就是经络，当路通畅，马车的六匹马速度一致（同快或同慢）的时候，这个车就会走得非常顺。就是《易经》中的"乾道变化，各正性命，保合太和，乃利贞"境界。治疗的核心也就明确了：疏通经络，调理脉相。相（中医：六脉、舌象/西医：验血、影像）正常了，本（病）就好了。这本书之所以好读，就是像我这样不是专业学医的中医爱好者，一看就能明白，容易记住，能够在日常生活中点点滴滴去做，其意义就在于此。

所谓大道至简，就是这个意思，期待这本书走入千家万户，让零级预防的方法使所有人受益，带领我们走出亚健康的沼泽地，重返健康的生命、健康的体魄、健康的快乐！

中医诊疗标准化是大课题，我们一定会看到医疗界的更多仁人志士为之努力、为之贡献、为之完善。

目 录
contents

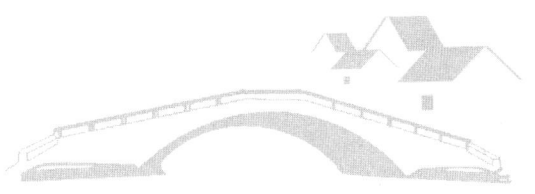

导读
以哲学的高度寻找"回家的路" ……………………… 符 力 1
编者的话
失去了,才懂得珍惜 ……………………………………… 符 力 5

中医脉象学的量化与专利 ………………………………… 符 力 001
回家的路
——序贯调理系统5SS1.0版 …………………… 符 力 等 009
保险人生与健康哲学 ……………………………………… 许笃鹏 043
什么是健康哲学? ………………………………………… 徐晓良 045
战胜癌症,我做到了 ……………………………………… 若 言 051
我眼中的中医 ……………………………………………… 若 言 057
哲学与健康 ………………………………………………… 符致海 067
癌症为何如此可怕 ………………………………………… 黄晓红 079
我对中医的理解:"开方"与外治相结合的疗法 ……… 黄晓红 087
有标准才容易理解把握
——用健康指标引领,远离亚健康 ………………… 彭 瑜 091
儿童高发肿瘤——白血病 ………………………………… 林愈灯 097

1

营养对癌症治疗的重大影响	马文君	103
合理饮食是防癌的重要途径之一	詹　锋	111
我眼中的中医	詹　锋	119
促进新陈代谢之睡眠	张　斌	129
促进新陈代谢之运动	黄光棉	137
促进新陈代谢之排毒	刘　莎	147
健康由自己掌握	符　蓉	153
预防肿瘤须定期体检	黄智敏	159
身心是一个整体	谢永标	165
心境决定你看世界的角度	禤文海	175
从乳腺癌防治与体质养生谈起	禤文海	181
中医助你远离肿瘤	周爱军	195
天人相应，平衡内环境	陈向阳	203
走出致命误区	马　冬	207
我的养生观	路　博	219
艺术养生，修炼宁静	操　驰	221
融入大环境	刘　华	223
静能生慧	刘　鹏	225
孩子们眼中的健康	符传濠	227
职业与健康的关系	符传东	233

后记 ……………………………………………… 符　力　239

导读
以哲学的高度寻找"回家的路"

符 力

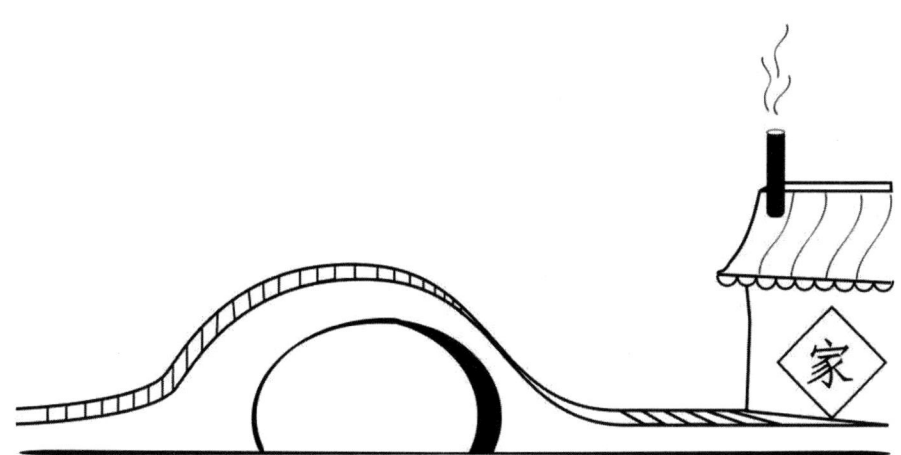

健康——有之不必然，无之必不然。纵然有理想无数，远大非凡，最终，身心健康才是人们向往的终极理想。各路仁人志士都在为此付出不懈的努力，在探索的过程中，每当感觉似乎即将走出迷宫时，却又发现这只是另一个迷宫的入口。如此反复，我们便常常徘徊在迷宫之中。

本书就是一幅地图，是医务工作者带领大众重返健康家园的导引图——《亚健康序贯5SS系统》，从源头上防止亚健康滑向疾病的势头，是健康科普趣味读物，是大众实操的工具书。它将医学专业知识用通俗易懂的文字整合出来，用相关案例引申概念，让未经医学培训的普罗大众读懂本书之后，能在医务人员的帮助下，一道重返健康家园。

每篇文章最后还有作者个人健康观的分享，及发起人的语录，以此形成一个整体，共同探索"回家的路"。

健康管理为什么不能深入人心？本书促使我们追究其根本原因，并力图从根源解决健康问题。现在越来越多的人关注健康，重视身体检查，主要原因之一是有了前车可鉴，目睹身边的人真正患病，才开始重视健康！进而，关注健康的人也日渐从团体细化到了个人，很多有条件的个人也开始重视身体检查。曾经我们只看重自己是否患病，但并不清楚患病与亚健康、健康是三件有联系但又不同的事。

从健康状态到疾病状态，中间有个过渡的亚健康。亚健康因为其特性，现有主要针对疾病的治疗的医疗体系对它不能发挥作用。所以慢病管理只有在中西医结合的层面才能落实，找到抓手。

中西医在健康管理上面都有各自的强项，所以必须有一个系统，将两者的解决方法整合起来，用简单的、大家能够接受的方法，从改变生活习惯和食物链开始，进行管理、实施推广，使之成为真正的管理工具。

哲学是知识的总和，是方法论。从哲学层面上谈中西医结合，亚健康的源头管理就哲学所谓的质料、形式、动因、目的，才能抓到事物重点和本质；让人感觉到非常简单，亲切易懂……健康哲学也就应运而生，言之有物了。

本文作者正是依据这一哲学思维方法，对目前存量巨大的亚健康人群进行了分析，再用"序贯调理"的方式将方案表达出来，以便更多的从业人员和需要调理的对象共同提高思辨能力，掌握系统的调理方案，走出亚健康的沼泽地，从而真正地远离疾病。

往常，大家获得健康知识的途径大多来自于亲朋好友，以及专业的医师。现在有了这本书，一定程度上，可以让唠叨的母亲歇一歇，也不必凡事咨询专业医生，它可以成为你的健康陪护。

希望读者能够反复阅读，认真思考，合理运用，极尽本书之最大功用，让它成为你重返健康家园的导引图。同时希望通过这本书，大家对于健康概念的理解都能提升到一个更高的层面。这样本书的终极目标——"常德不离，复归于婴儿"也就真正达到了。

机缘巧合，本系列丛书第一本《健康哲学——远离癌症的终极修炼》非常荣幸于出版前就有了第一个读者——中国人民大学商学院的博士生导师刘军老师。刘军老师被称为"中国定位第一人"。刘军老师认为，这本书最大的价值就在于预防，这个方向和角度是正确的，因为到了治疗阶段就是医生的事了。这也是一本外行一看就能懂的书，所讲内容与每个人都担心的事有关。中国人有着很强的懒惰和侥幸心理，这本书就起到一个很强的忠告作用，可以反复阅读，时常敲响健康的警钟。

刘军老师说：我是一个孝子，从儿子的角度来讲，为了让父母有更好的生活，让他们愿意去调整自己，我很愿意让父母来看一看这本书，它太重要了。我看了这本书很有收获，这是一本很有价值的书，很值得看。

希望更多有缘人能读得此书，领悟其中的真谛，获得健康的同时也获得灵魂的升华。还要像刘老师那样，通过它来关爱家人、朋友以及身边所有人。

感谢刘军老师对本丛书的肯定，更要感谢所有参与完成本书的医学专家、企业家、心理学家、教师等有爱心的人。有你们毫无保留的付出和分享，才成就了健康哲学的圆满。

愿善良的人永得福报。

编者的话
失去了，才懂得珍惜

符 力

人，只有失去了，才懂得珍惜。好比空气，无色无味，透明得不觉得它存在，以至于我们平时可能会忘了它的重要，只有到了西藏，到了喜马拉雅山才知道，原来它是如此不可或缺。又好比水，平时随手可得，来得太方便，就不知道要珍惜，不知不觉中或多或少浪费着，无视它的重要。但如果身处沙漠，真实体验过缺水的感觉，就知道缺水之可怕。健康也是如此，失去了方知健康之重要。不真切目睹或亲身体会生病之苦楚，总以为健康是理所当然的事，不会想到要珍惜、维护。医生们在从业过程中，看过无数生离死别。因癌症而使整个家庭崩溃的实例太多了，因此大部分医生都是悲观主义者。除此之外，特别珍惜健康的人，往往都是经历过病痛，失去过健康的人。

作者正是依据这一哲学思维方法，对目前存量巨大的亚健康人群取样进行了分析，再用序贯调理的方式将方案表达出来，以便更多的从业人员和需要调理的对象一起提高思辨能力，掌握系统的调理方案，试图找到一条走出亚健康沼泽地的路，重返健康家园。

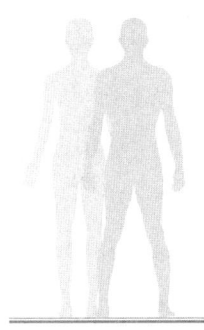

中医脉象学的量化与专利

符 力

1. 关于脉象,我的哲学观

中医脉象学是非常神奇的,也是非常复杂的,一般人在短时间内难以学会。我于1981年进入湖南湘雅医学院(五年制)学习,其中有一个学期是学中医的。开始,我对中医的脉象没有信心,感觉太复杂、太难。中医的脉象是一个复杂庞大的系统,是前人的经验所积累的,比如说沉脉—洪脉—速脉—细脉—弦脉,粗略就有28种之多。

〔浮脉〕浮轻取,重按无,浮如木在水中浮;浮而有力多风热,浮而无力是血虚。

〔沉脉〕沉重按,脉才显,如石投水必下潜;沉而有力为冷痛,沉而无力是虚寒。

〔迟脉〕迟脉来,一息三,脉来极慢记心间;迟司脏病或多寒,虚实之间仔细研。

〔数脉〕数脉来,息六至,脉来快速用心记;浮沉虚实须分别,君相之火不同治。

〔虚脉〕虚脉形,皆无力,浮大而软无根砥;脉虚身热为中暑,气虚正亏身无力。

〔实脉〕实脉形,大而长,三候充实力最强;新病见实邪气盛,久病见之病主殃。

〔滑脉〕滑脉状,颇费猜,如盘走珠应指来;宿食痰热胸中满,女脉调时应有胎。

〔任脉〕涩脉状,刮竹形,细迟短滞似欲停;血少津枯气血瘀,女人非孕即无经。

〔洪脉〕洪满指,似波澜,来时虽盛去悠然;洪主病进邪气盛,胀满胃反治颇难。

〔微脉〕如丝,按若无,欲绝非绝微脉呼;劳六极诸虚病,猝病有生久难图。

〔紧脉〕紧如索,是脉形,拘急弹指切如绳;寒伤内外病主痛,浮沉表里要分明。

〔缓脉〕缓四至,是脉形,从容和缓号为平;或因脾虚风湿病,是病非病仔细评。

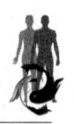

〔濡脉〕濡脉形，浮柔细，水面浮棉弱无力；产后病中见犹可，平人无根须忧虑。

〔弱脉〕弱脉形，沉柔细，如棉在水力不济；阳气衰微精血虚，老人犹可少壮忌。

〔长脉〕长迢迢，过本位，指下按之柔为贵；长主心肾根本壮，长大急硬火之罪。

〔短脉〕短缩缩，喻如龟，藏头缩尾脉中推，短主诸病皆难治，盖因真元气多亏。

〔范脉〕范脉形，中间空，脉按之如葱；火犯阳经血上溢热，伤阴络下流红。

〔弦脉〕弦脉形，脉挺然，弦脉端直似琴弦；弦应肝胆痰饮痛，大小单双分轻重。

〔散脉〕散脉候，浮而乱，中候渐无按不见；产为生兆胎为堕，久病逢之魂欲断。

〔细脉〕细脉候，细如线，沉取极细终不断；忧劳过度气血亏，湿邪郁结也常见。

〔伏脉〕伏脉状，仔细求，下指推筋着骨头；气郁寒凝食内结，欲吐不吐邪闭由。

〔动脉〕动脉跳，数在关，无头无尾豆形园，动脉主病痛与惊，少阴动甚妊子焉。

〔革脉〕革浮取，脉绷急，革脉形如按鼓皮；女人半产并崩漏，男子盈亏或梦遗。

〔牢脉〕牢沉取，脉坚强，牢形是大合弦长；积取内结寒疝痛，奔豚炫癖气为殃。

〔结脉〕结脉缓，时一止，结脉形状记心里；疝瘕郁结寒气盛，情志不遂也致之。

〔代脉〕代脉止，不即还，良久方来是真传；久病见带病难治，孕都生兮痫者安。

〔疾脉〕疾脉来，躁而急，脉来一息七八至；亢阳无制真阴竭，喘促声嘶病危矣。

总之：理论玄、学派多，难以标准化推广和普及。

总想如果有种方法能够让脉象学量化简单易行……为大众接受和掌握……感悟大道至简：任何复杂的事物都是由诸多简单的事物构成。通过归纳总结找到简单易行的方法，使脉象学得以普及和发挥其为大众健康服务的功能，让千家万户都用这套方法自我发现早期健康问题，更早地去找"上医"，使得上医治未病得以成为现实。

而从哲学观点看，只要发现自己脉搏的相对强弱，就可以把握大的方向，有了大的方向，调理就不会太难了。

2. 把脉当然可以自学

因为你的脉就在你手上，可以反复练习。我按照这个方法教了很多人，几乎所有人在10分钟内就掌握了基本要领。

哲学里面有一个著名的故事，叫作"飞箭不动"。

"飞箭的飞行轨迹，如果被细分为无数小点，则每一点是静止不动的，把所有静止的点归拢来，则这支箭也是不动的。"可是这个结论明显与飞箭在飞的事实相矛盾。

对"飞箭不动"的破解：

这个逻辑推理，错在前提上。没有什么事物是可以被细分到静止不动的区域的，因为一旦细小到静止不动了，也就是说细小到不可再分了。可是这个世界上，有什么东西能够被分到不可再分呢？佛法讲，色即是空。一切有相的，都是由无数微尘组成，而微尘一旦无限细分下去，就成了空。

"空"不是没有，而是什么都有，相当于又是一个大千世界。所以这是个无穷无尽的循环过程。所以结论就是，飞箭的轨迹无论如何细分，各个点上皆在运动，无非是位移的大小而已。

既然前提被攻破，飞箭"不动"的结论自然就站不住脚了。

根据这一哲学思想，可以解决很多人的疑惑，为什么同一根桡动脉上可以分出那么多的脉象。这既是经验也是大数据。

3. 基本要领

（1）将脉象的相对强弱分为0级到3级

0级就是摸不到（还真发现一些肾脉、命脉为零的），3级就是非常强（发现肝脉经常很强）。

（2）定位

左：寸/关/尺——对应心—小肠/肝—胆/肾

右：寸/关/尺——对应肺—大肠/脾—胃/命门

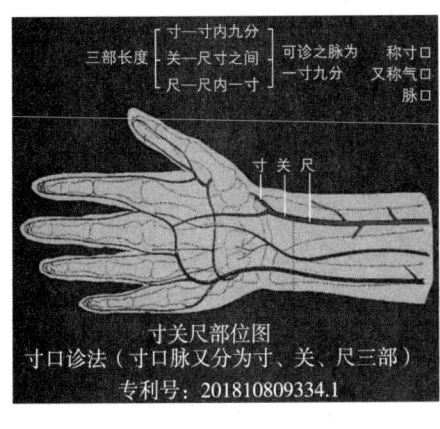

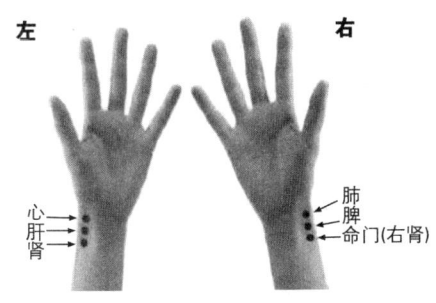

初学者切忌深究，在此反复练习，感受到相对强弱就可以了。

左脉象：寸/关/尺

左寸脉：对应心—小肠 0—1—2—3

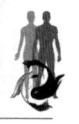

左关脉：对应肝—胆　0—1—2—3

左尺脉：对应肾—膀胱　0—1—2—3

右脉象：寸/关/尺

右寸脉：对应肺—大肠　0—1—2—3

右关脉：对应脾—胃　0—1—2—3

右尺脉：对应命门—三焦　0—1—2—3

此为初学入门，知道何为正常脉象足矣。

（3）何为正常脉象

左脉象：寸/关/尺

左寸脉：对应心—小肠　3

左关脉：对应肝—胆　3

左尺脉：对应肾—膀胱　3

右脉象：寸/关/尺

右寸脉：对应肺—大肠　3

右关脉：对应脾—胃　3

右尺脉：对应命门—三焦　3

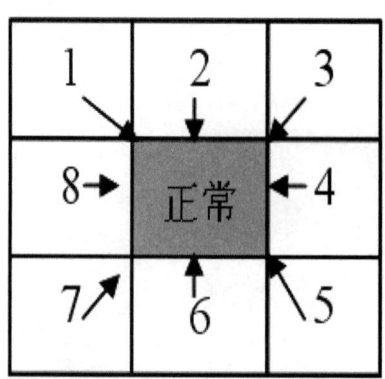

（源自王琦教授的九种体质辨识）

正常人都一样，不正常（1—8）各有不同

可以把六脉形象地比喻为六匹马的马车，当六匹马的速度一致时，马车跑得会比较稳。当六脉都为1级的时候，马车在小区慢跑也是没问题的，所以说有些人虽说不强壮，但他是健康的，这就是所谓的低水平的平衡，但不能有大的运动和外界刺激，更不用说去跑马拉松了。

所以发现脉象偏离正常（不到3），那就是有点问题，就要去找上医了，所谓"上医治未病"，这就形成了闭环，使健康管理的0级预防交给千家万户就有了可能。

（4）如果读者有兴趣，再进一步了解下去

左脉象：心主血，肝—胆和肾—膀胱皆精血之隧道，故次附之；

右脉象：肺主气，脾—胃和命门—三焦各以气为运化，故次附之。

左脉象：寸/关/尺

寸脉象：心与小肠为表里，旺于夏，而位左寸，沉取候心，浮候小肠。

关脉象：肝与胆为表里，旺于春，而位左关，沉取候肝，浮候胆。

尺脉象：肾与膀胱为表里，旺于冬，而位左尺，沉取候肾，浮候膀胱。

右脉象：寸/关/尺

寸脉象：肺与大肠为表里，旺于秋，而位右寸，沉取候肺，浮候大肠。

关脉象：脾与胃为表里，旺于四季，而位右关，沉取候脾，浮候胃。

尺脉象：命门与三焦为表里，旺于夏，而位右尺，沉取候命门，浮候三焦。

（5）所有复杂的事情都是由诸多简单的事构成的

如此分解左右脉象的寸/关/尺，一目了然。

人是一个完整复杂的、由诸多小系统构成的大系统。

以治疗甲沟炎为例，有很多种处理方法，这是最节省、最自然的方法。（见下图）

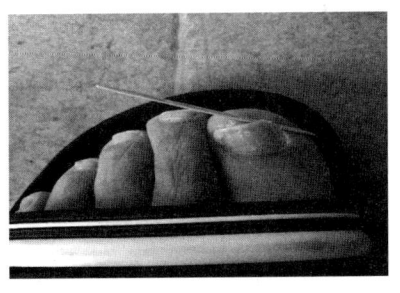

人体的观察和取象是多方面的。

4.关于专利

有了关于六脉（左右手的寸关尺）的相对强弱这个理论做基础，将临床的300例病人的脉象进行数据处理。通过传感器把六脉的相对强弱通过计算机语言来表达，就可以进行量化，进而实现远程的脉象传输。

通过半年时间与计算机专业人士进行合作，完成了第一代脉象仪的单机版，同时申请了专利。

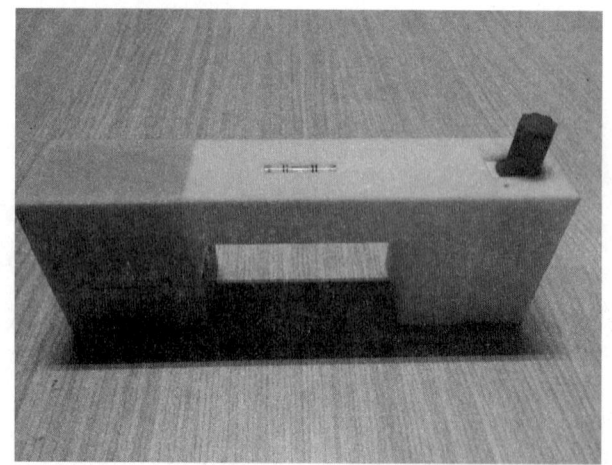

中华人民共和国国家知识产权局

510070

广东省广州市先烈中路80号汇华商贸大厦1508 广州三环专利商标代理有限公司
颜希文(020-37619430) 麦小婵(020-37616522)

发文日：2018年10月15日

申请号或专利号：201810809334.1	发文序号：2018101001447600

申请人或专利权人：符力 良目智能科技（广州）有限公司 广州众医健康管理有限公司

发明创造名称：基于相对强度脉象理论的脉象检测方法及装置

发明专利申请初步审查合格通知书

上述专利申请，经初步审查，符合专利法实施细则第44条的规定。

申请人于2018年07月20日提出提前公布声明，经审查，符合专利法实施细则第46条的规定，专利申请进入公布准备程序。

初步审查合格的上述发明专利申请是以：
2018年7月20日提交的说明书摘要；
2018年9月28日提交的权利要求书；
2018年7月20日提交的说明书；
2018年7月20日提交的说明书附图
为基础的。

提示：
1. 发明专利申请人可以自申请日起3年内提交实质审查请求书、缴纳实质审查费，申请人期满未提交实质审查请求书或者期满未缴纳或未缴足实质审查费的，该申请被视为撤回。
2. 专利费用可以通过网上缴费、邮局或银行汇款缴纳，也可以到国家知识产权局面缴。
网上缴费：电子申请注册用户可登陆http://cponline.sipo.gov.cn，并按照相关要求使用网上缴费系统缴纳。
邮局汇款：收款人姓名：国家知识产权局专利局收费处，商户客户号：110000860。
银行汇款：开户银行：中信银行北京知春路支行，户名：中华人民共和国国家知识产权局专利局，账号：7111710182600166032。
汇款时应当准确写明申请号、费用名称（或简称）及分项金额。未写明申请号和费用名称（或简称）的视为未办理缴费手续。
了解更多详细信息及要求，请登陆 www.sipo.gov.cn 查询。

审查员：李砚

审查部门：专利审查协作北京中心初步审查部

联系电话：010-53960235

210304 纸件申请，回函请寄：100088 北京市海淀区蓟门桥西土城路6号 国家知识产权局受理处收
2016.4 电子申请，应当通过电子专利申请系统以电子文件形式提交相关文件。除另有规定外，以纸件等其他形式提交的

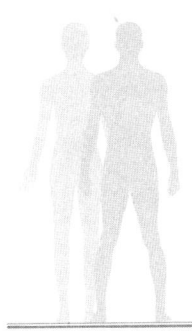

回家的路
——序贯调理系统5SS1.0版

符　力　黄晓红　彭　瑜　刘　莎　高海同　黄铎泽　罗　双

什么是健康哲学？

在这里，我们先一同认识一下哲学的含义。

哲学（philosophy）起源于希腊语Φιλοσοφία / Philosophia，意思是爱智慧，是人类为了提高认识水平、为了更有智慧而进行的思考活动。

哲学的本质是探究共同构建语境的概念A与概念B之间的逻辑关系，并用其来描述世界。哲学是一种理性反思的活动，并不是现成的知识体系。它通过探究概念A与概念B之间的逻辑关系，从差异或共性中获得哲学智慧，这不仅仅是知识的记录，而且是认识、思辨、应对能力的形成。有了哲学智慧，往往使人善于挑战那些习以为常或被认为理所当然的观念同时可以雄辩滔滔，更善于探索事物的本质，发现事情的真相。

人为万物之灵，不仅仅是自然存在物，而且是有理性的存在物，这就使其形成了超越自身有限性从而通达无限自由境界的理想，哲学则是这一理想的集中体现。

哲学问题不同于科学问题，在某种意义上说，它不是"问题"而是"难题"，既没有标准答案，也没有终极答案，而是可以有各式各样不同的解答方式的"永恒难题"。为此,它成了各种学说、流派共存的基础。

"健康哲学"的创立目的是呼吁更多的大健康产业人员,包括医务工作者在内的智者参与其中,用不同领域的视角共同研究同样的"质料"(人),使之成为不同领域的使徒与传承通道;健康哲学正是期望遵循其特性,形成一个由问题和不同解决方式交织在一起的开放性系统,相信这个开放性系统,将成为探索健康的"终极修炼"。

健康哲学的核心:天人相应,圆融通达,自在无忧,修己安人;维持、改善人体内环境在不同时期内的相对稳定性,这里所说的稳定性是指一种动态平衡,而非静止的一成不变。

健康哲学以一种寻根问源的思考方式,帮助大家认识健康的重要性,并探讨、传播维护健康的科学方法。站在哲学的高度去谈健康,将更彻底、更全面,就好比倒香槟塔,只有从最顶端开始,才能装满所有的杯子,而最顶端的杯子则是源头之所在。

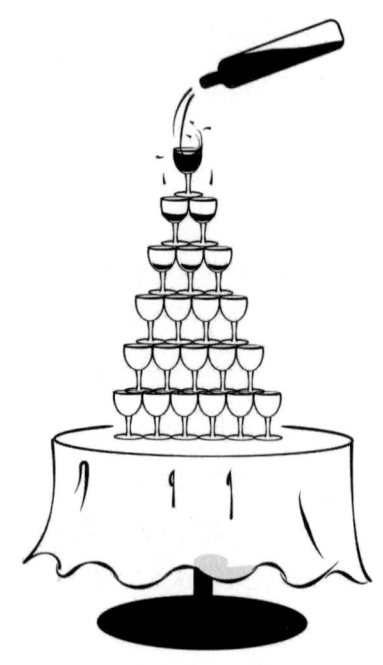

健康——有之不必然,无之必不然。纵然有理想无数,远大非凡,最终,身心健康才是人们向往的终极理想。各路仁人志士都在为此付出不懈的努力,在探索的过程中,每当感觉似乎即将走出迷宫之时,却又发现这只是另一个迷宫的入口,因此我们常常徘徊于迷宫之中。

我曾经是肿瘤科医生，病人总是要问：如何不得肿瘤？肿瘤从哪来？该吃什么？该煲什么汤？该怎么做治疗？……促使我去研究在日常生活中除了"药片"之外，还有什么能帮病人减少放化疗的副作用，并早日康复。

临床实践过程中，我领悟到：亚健康阶段是所有疾病发生的必经之路，尽管人人皆知，但却积重难返，如同身陷沼泽难以自拔。必须有一个系统的方法从亚健康状态着手，帮助我们走出沼泽地，远离疾病，重返健康家园。

《道德经》中提到："常德不离，复归于婴儿……"让身体状态及各项机能回到如婴儿般纯真健康——这是人人所向往的。

一批资深的医生、健康管理专家及从业人员在一起，运用天人相应的哲学思维体系，研究、应用后共同总结了一个系统。实践证明，经过一至三个月的系统调理，已帮助近两百名不同患病类型、程度的亚健康朋友返璞归真、重获健康。

为便于更多业界人士参与及应用，现将该系统归纳总结，以便共同促进大健康产业、造福大众。

"养生当用食补，治病当用药功。"恢复健康的关键绝对不能只依赖药物，也不是依赖某种营养素，而是首先有赖于我们对生命的热爱和尊重。作为医者只能是这个阶段的帮助者、协助者、引领者……，最终要靠您自己正确地驾驭未来的航程。愉快的心情、均衡的营养、适量的运动、充足的睡眠为健康四大要素，希望各位通过这个系统的帮助，走出亚健康的沼泽地，重建健康生活方式，早日"复归于婴儿"。

健康管理无大事，全是细节，如同自行车的前轮-后轮-链条-把手……给大家展现的是一个最简化完整的亚健康基础管理系统，缺一不可。

相信，听话，照做，健康——最简单的捷径。共勉！

5SS序贯调理系统

健康管理的范畴很大，我们须从中选出一些最简单、最基础有效的方法。经过近两百例的实践，已总结出一套序贯的健康管理方案，使得这些受试者在一到三个月之间获得了健康的指引，取得很好的疗效，不但使亚

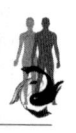

健康得以康复，而且重建了生活方式。现将一些具体方法和大家分享，希望得到同行的响应，更多人去实践。然后我们把一些实践的结果再总结提炼，用于推广，这就是我们做这个序贯调理实验的发心。

系统分为五大部分（手法、针、磁、灸、茶疗、酒药、冥想、牵引、功法）：

第一，心理调适。

在调理前进行充分的沟通，告知一些关键的脉象、舌象、经络和穴位的要点和可能出现的暂时调整反应。同时强调外因通过内因才能起作用，在进行调理的同时重建生活习惯。

第二，营养学。

通过问卷建档，针对性指导及纠正营养素的缺乏和不平衡之状况。比如说，水作为最大的营养素往往被人们忽略，其缺乏的程度是普遍的而且是非常高的；还有蛋白质，蛋白质总量似乎达到标准了，但动物蛋白和植物蛋白之间的比例不对；还有维生素的不规范使用等。

第三，食疗。

用酒的纯阳之性，配合一些药食同源的食物组方进行调理，包括用大豆分离蛋白、红茶、柠檬叶、陈皮和姜等，疏通经络提高代谢率、正气、平肝火，将肾火归元。

第四，经络调理。

组合应用"痛则远端不通"的指导思路进行序贯经络调理：针、灸、磁、八手法等，序贯疏通经络。

第五，居家慢运动

通过核心肌群的锻炼，增强人体骨骼结构的基础稳定性。同时也使体内已形成的癌细胞（正常人体内都有存活的癌细胞）变成流串犯从而不能着床（根据地）。流动肿瘤细胞在"城乡结合部"才易停留下来，"着床"形成临床所谓的肿瘤。比如说淋巴瘤、膀胱癌、直肠癌、乳腺癌、头颈肿瘤等。这也解释了，为什么失眠、睡眠不足、性格内向、运动及气血不足、贫血体弱的人容易患肿瘤。

5SS系统具体内容及操作

·1S-Smiles　微笑

> 心外无物天地宽纳东西南北中，
> 知行合一任逍遥在灯火阑珊处。
>
> ——常力居士

现代人的心理疾病已经非常普遍，但也不是所有人都需要看心理医生。一般只要不影响日常生活和工作，经过一段时间可以自行调整情绪，就不需要看心理医生。烦躁、愤怒、抑郁等情绪，作为正常人都会有，关键就在于轻重的问题。

心理疾病是指：人由于情绪上的过度紧张或抑郁，而使得思想上、情感上和行为上发生偏离正常生活轨道的现象。这时候就很有必要寻求心理医生的帮助了。

很多时候身体上的疼痛也是人们心理在作怪，心态好了，自然就能百病全消。除了心理方面，在治病的过程中也是"七分靠自己，三分靠医生"，很多时候医生只能起到一个辅助和引导的作用，关键还是在于自己的努力和用心。

因为健康所以有微笑，因为微笑健康才有可能。借用钟南山院士的一句话"健康一半是心理健康，疾病一半是心理疾病"。现代人或多或少都有敏感、抑郁、焦虑、恐惧某一方面的问题。所以，应该将心理纳入常规并作首选。临床实践中发现微笑最能反映心理问题和治疗心理问题。当医者和治疗对象在心理话题上达成一致时，会心一笑……

著名杂志《柳叶刀》中提到"冥想治疗抑郁效果等同于药物"，当然，还有许多工具，量表、软件等都是很好的工具……只有会用才能灵活应用，就不在此赘述。

"致病因子常在、疾病不常得"就是心理（情绪）作用的最好佐证。李永奇教授的课件中详细阐明了这一点，如下图：

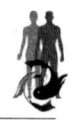

致病因子常在、疾病不常得

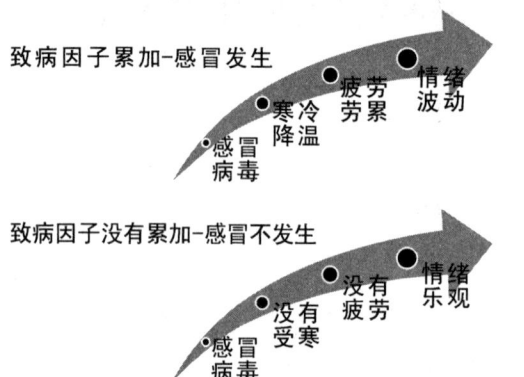

- **2S–Simple 简单**

任何复杂的事物均是由诸多简单的"东西"构成的。这包括两个方面意思：一方面是指用简单明了的程序语言告知调理对象，另一方面是指医者要将复杂的亚健康问题简单化、图表化、流程化，以便于医患双方能达成高度共识，增强互动性和依从性。

如，李永奇教授在讲座中的PPT（下图）清晰地阐述了复杂心理现象背后的生理和病理改变，从而使医患双方明确了治疗的医理逻辑、治疗方向、治疗方案和评估指标。笔者从中深受启发，按此思路在临床上应用，

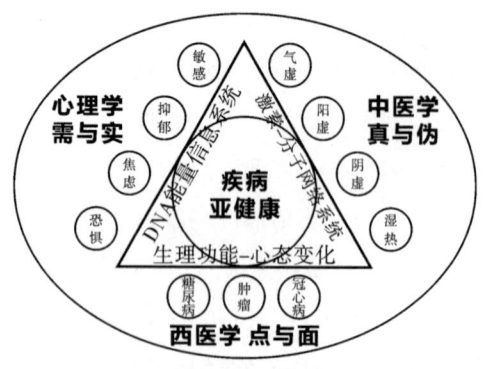

健康哲学疾病诊疗视界

获得了患者的理解和好评，治疗效果甚佳。

- **3S–Slowly 节奏**

从健康管理的定义：保持内环境的相对稳定和节奏来说，节奏非常

重要。

一个智慧的健康从业者，应该对"节奏"有充分的认识，所谓：成也萧何，败也萧何。这一点如果通俗地说就是"天人相应"，要落实到日常生活中，许多细节需要专业人士的长期指导。

• 4S–Share　分享

健康调理是一个相对漫长的过程，需要医生和被调理者在一起长期地共同打造出一个系统。其中这种share（"分享"）的心态和常态化的仪式感就非常重要，通过share（"分享"）可以让双方看到许多阶段性成果，从而增加主动的自我管理意识和执行力，确保调理的效果。

• 5S–SOP　标准操作流程

"全流程"是一个现代工业管理用词，其实，再复杂的工业设施也不能与人体相提并论……人体的八大系统每天在精确地运行，心理活动每时每刻在影响我们的一切。可以简单地说：过去因为长年累月不良运行导致生理功能和结构发生"偏离正常"的改变。所谓：正常人都一样，不正常各有不同。所以必须有一个简单的操作系统才能保证不同类型的亚健康人群回到正常状态。

健康管理无大事，全是细节，没有全流程的细节管理，是不可能回到健康状态的。在这里可以借用《道德经》的一句话："常德不离，复归于婴儿。"

就是《易经》中的"乾道变化，各正性命，保合太和，乃利贞"境界。调理的核心也就明确了：疏通经络，调理脉相。

相（中医：六脉、舌像/西医：验血、影像）正常了，本（病）就好了。

5.1　根据健康档案及脉象、舌象、经络通畅程度制定个性化的调理方案

5.1.1 配方食粉及配方酒服用方法如下：

11：00前取配方食粉10克，10—20毫升配方酒，用开水100毫升冲泡，15分钟后，温后连渣（很重要）服下。

5.1.2 个性化针灸

5.1.3 个性化磁疗

5.1.4 个性化艾灸

5.2 自我日常保健（共11项）

每日大豆分离蛋白10—20克
每日姜醋鸡蛋一个，猪脚（牛尾）两块，姜味陈醋50—100毫升
每日12：00前喝陈柠姜茶1000毫升（冬季500毫升）
每日有叶青菜500克，油炸姜丝50克（至金黄色，全天全年可用）
每日拉单杠120秒（三个动作）
每日冥想打坐20分钟
每日做阴阳互跟（根）两仪操（6+6）*1—3组
每日虎步5000步以上，或踮脚100—500次
每日21：00前泡脚10分钟
每周序贯经络调理（1—2次）
居家慢运动

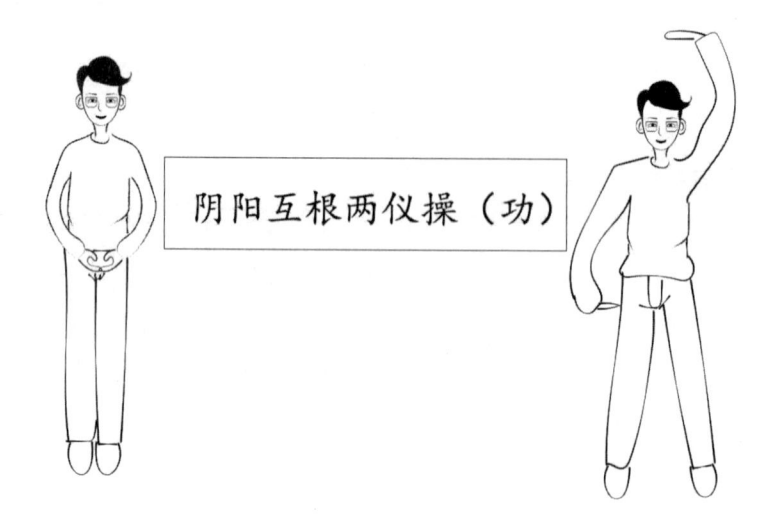

阴阳互根两仪操（功）

5.3 上午柠姜茶（1人份）

（1）柠姜茶的主要成分：陈皮、干姜、柠檬。

（2）主要作用：祛湿理气，扶阳安神，消滞和胃。

（3）用量及用法：取本品一袋置于杯中加入沸水冲洗后，焗泡五分钟即可饮用。

建议每日1次，每次1—2袋，每日中午12：00前服用，总量1000ml。喝5天，停2天。

5.4 姜醋蛋

把姜洗干净，拍扁后用油煎，煎到深黄（很重要），用陈醋去煮
陈醋多了太酸就放水，水放多了就不够咸味，就加生抽/老抽
猪脚（羊蹄/牛腒）焯水三次，也可单用鸡蛋煮熟剥壳后与姜醋同煮
另外再放麻油、陈皮、白胡椒调味
服用方法：
每天早上鸡蛋一个，姜醋（有姜味即可）100毫升。或加猪后脚（羊蹄/牛腒）两小块

5.5 平补炖汤方（一人份）（每周1-2次）

一条10厘米淮山
两片两厘米厚玉米
三粒剥壳板栗
四粒麦冬
五粒莲子
500毫升山泉水
做法：隔水炖30分钟，不放盐。吃货可加10厘米肉排一条，隔水炖60分钟

5.6 序贯经络调理

经络检测仪已经很普及了，是完全可以标准化的，本篇文章重点是讲调理的标准化，以期通过手法的标准化，取得更好的效果。

《黄帝内经》云："经脉者，决死生调虚实，不可以不通。"在动脉、静脉、淋巴、神经、经络系列中，最早能发现问题的就是经络，经络问题解决了，其他问题就不会太大了。

经络治疗的方法有很多流派，均有其优势和擅长之处，本"序贯经络调理"是依据笔者提出的经络"痛者远端不通"之模型，将人体经络从头到脚喻为五楼到一楼的下水道，从一楼开始往上逐级疏通，取得了确切的调理效果。所谓"头痛医脚"大抵如此。根据这一模型笔者与众多按摩师共同通过多组病例的调理，对比总结，使其结果得到不断改良升级。同时也希望大方之家给予厚道中肯的批评指正。其核心理念也得到另一同行的指导（见下图）

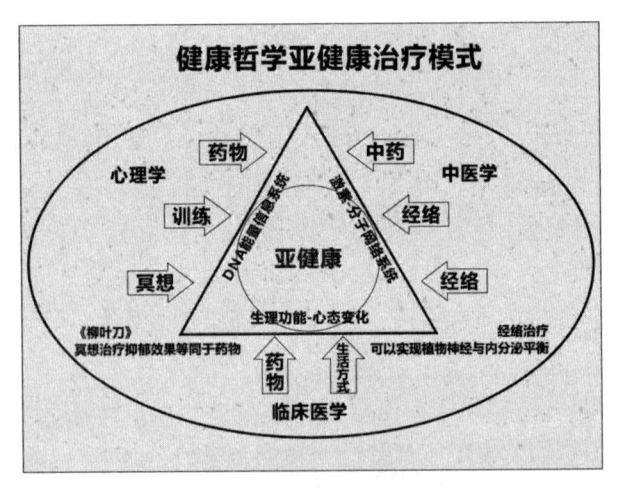

（源自李永奇教授课件）

5.6.1 做按摩前的准备工作。保持按摩室的整洁卫生，空气流通。尽量不开空调。

5.6.2 向受术者介绍序贯经络调理疗法的意义（把人体比喻为五层楼房，经络就是下水道，通过自下而上的序贯经络按摩把堵塞的管道逐级打通）。

5.6.3 触诊手法：明确堵塞的经络（可以合理分配疏通时间）、经络堵塞的程度（0—1—2—3），根据受术者疼痛的程度来判断。

5.6.4 首先检查疏通膀胱经（67对，是人体第一大经络）。其具体操作流程：

开穴：涌泉、公孙、仆参

（1）受术者俯卧位，操作者由受术者腘横纹至足跟处依次由近端向远端滚压膀胱经10遍。

（2）操作者由受术者承扶穴至足跟处依次由近端向远端滚压膀胱经10遍。

（3）操作者由受术者腘横纹至足跟处依次由近端向远端滚压膀胱经10遍。

（4）点按常用穴位承扶、殷门、委中、承筋、承山、昆仑。

（5）揉压两侧足底，点压涌泉穴。

（6）操作者由上而下滚压受术者脊柱两侧膀胱经+华佗夹脊穴5遍。

（7）操作手法以肘部揉压为主，力度要求渗透、有力（受术者所能承受的范围内）。

（8）以上步骤操作时间30分钟。操作时应耐心询问受术者力度是否合适，随时注意力度的调节，避开关节部位。询问受术者疼痛的程度，有利于判断经络堵塞的级别。

5.6.5 检查疏通胃经、脾经、肝经、胆经、肾经。具体操作流程是：

（1）受术者仰卧位，检查疏通足少阴肾经：点按常用穴位然谷、照海、太溪、复溜。

（2）检查疏通两侧胃经（重点是小腿部位）：点按常用穴位髀关、伏兔、足三里、上巨虚、解溪。

（3）检查疏通足太阴脾经：点按常用穴位隐白、三阴交、地机、阴陵泉、血海。

（4）检查疏通足少阳胆经：点按常用穴位环跳、风市、中渎、阳关、阳陵泉、悬钟、足临泣。

（5）检查疏通足厥阴肝经：点按常用穴位太冲、中封、曲泉、足五里。

（6）以上操作用时20分钟。操作时注意询问受术者疼痛的程度，有利于判断经络堵塞的级别。

5.8.6 检查疏通大肠经、三焦经、小肠经、肺经、心包经、心经。具体操作流程是：

（1）检查疏通手太阴肺经：点按常用穴位中府、尺泽、孔最、列缺。

（2）检查疏通手阳明大肠经：点按常用穴位合谷、手三里、曲池、肩髃。

（3）检查疏通手少阴心经：点按常用穴位极泉、少海、神门、少府。

（4）检查疏通手太阳小肠经：点按常用穴位少泽、阳谷、肩贞、天宗。

（5）检查疏通手厥阴心包经：点按常用穴位曲泽、内关、劳宫、中冲。

（6）检查疏通手少阳三焦经：点按常用穴位关冲、外关、天井、肩髎。

（7）以上操作用时10分钟。操作时注意询问受术者的疼痛程度，有利于判断经络堵塞的级别。

（8）手臂部序贯理疗程序：

1）手臂部划分：

手掌为一楼，腕关节至肘关节为二楼，肘关节至肩关节为三楼胸部为四楼，头部为五楼。

2）开穴：内关、外关、外劳宫（贴磁铁、艾灸贴）。

3）滚压手臂内侧：

①手太阴肺经：由腋窝纹滚压至腕横纹5遍，重点为前臂部。

　点按常用穴位：曲泽、孔最、列缺、太渊。

②手厥阴心包经：由腋窝纹滚压至腕横纹5遍，重点为前臂部。

　点按常用穴位：尺泽、郄门、内关。

③手少阴心经：由腋窝纹滚压至腕横纹5遍，重点为前臂部。

　点按常用穴位：少海、灵道、通里、阴郄、神门。

4）滚压手掌，并依次搓压每个手指。

点按常用穴位：鱼际、劳宫、少府。

5）滚压手臂外侧：

①手阳明大肠经：由肩关节滚压至腕关节5遍，重点为前臂部。

　点按常用穴位：手五里、曲池、手三里、温溜、阳溪。

②手少阳三焦经：由肩关节滚压至腕关节5遍，重点为前臂部。

　点按常用穴位：消泺、清冷渊、天井、四渎、外关、阳池。

③手太阳小肠经：由肩关节滚压至腕关节5遍，重点为前臂部。

　点按常用穴位：小海、支正、养老、阳谷。

6）手捻手背，并捻揉每个手指。

点按手背常用穴位：合谷、外劳宫、中渚、后溪。

注：手臂部肌肉组织较薄，不宜力度过大，理疗时注意避开关节部位；手臂部经络堵塞程度的划分和腿部相同。

5.6.7 结束理疗程序，注意提醒受术者多喝姜茶，按时服用配制的"食药同源配方粉"。

安排时间定期理疗（间隔不要超过一个星期）。

5.7 具体实践

在过200例的案例中，涉及的受试人群包括：高血压、糖尿病、高尿酸血症、闭经、痛经、更年期综合征、股骨头坏死和抑郁症，还有为数几例的肿瘤治疗间歇期的辅助调理。

现将我们调理的模式公布如下。再次感谢共同参与的老师、同事与支持我们追求健康的朋友们！相信通过读者和大方之家，给我们提供后续意见和建议及我们努力地实践探索，定能将目前的1.0版系统升级和推广，从而造福更多的人。

健康管理档案A

　　尊敬的_____小姐/先生，即日起您将进入品牌项目"亚健康序贯调理"阶段，序贯调理的核心是健康管理，尤其是个人自我管理，因此，健康自我管理是获得理想疗效的前提。

　　很多慢性病人都想着找到一位神医，一服药下去，所有的不适都好了！那是神话传说。

　　亚健康是一个漫长的过程形成的，所谓的冰冻三尺，非一日之寒。

　　序贯调理就是针对这一状况应运而生的，需要双方花一段时间共同配合方可取得好的效果。

　　有句话：外因通过内因起作用，用在此，最恰当了。

　　希望您今天开始从健康要求之细节做起，改良生活方式（见附表）。相信完整的"亚健康序贯调理"，将帮助您远离亚健康的沼泽地，重返健康家园。

　　在此，我们约定签名，每日将认真做到以下10项健康管理要求，"亚健康序贯调理"过程结束后将使您变得更加健康。

"我要健康！"宣誓人：_____

　　【附：何为"亚健康序贯调理"——根据脉象、经络、舌象的各种差异，设计一个可以模拟的生态环境：路、人、车、马；我们可以理解为路就是经络，当路通畅，马车的六匹马速度一致（同快或同慢）的时候，这个车就会走得非常顺……就是《易经》中的"乾道变化，各正性命，保合太和，乃利贞"境界。调理的核心也就明确了：疏通经络、调理脉相。相（中医：六脉、舌象/西医：验血、影像）正常了，本（病）就好了。】

健康管理档案B

健康档案序号：　　　　　姓名：　　　　性别：　　　年龄：

地址：　　　　　　　　　　　　　　联系电话：

一、寒热情况（请在"□"处打"√"）
□畏寒　　□怕热　　□正常

二、出汗情况（请在"□"处打"√"）
□自汗　　□易出汗　　□盗汗　　□不易出汗　　□正常

三、头部情况（请在"□"处打"√"）
□头痛头晕　□耳鸣　□有痘　□口腔溃疡　□牙痛　□正常

四、痰况（请在"□"处打"√"）
□痰白　　□痰黄　　□有痰不易吐出　　□干咳无痰　　□正常

五、大便情况（请在"□"处打"√"）
□肛痛　　□便干硬　　□便无形　　□便稀烂　□每日次

六、小便情况（请在"□"处打"√"）
□色清淡　　□色黄　　□夜尿次

七、面色（请在"□"处打"√"）
□正常　　□萎黄　　□发白　　□浮肿　　□包块　　□瘀斑

八、饮食习惯和口味（请在"□"处打"√"）
□喜甘甜　□喜辛辣　□喜酸　□喜咸　□喜清淡　□喜油腻　□喜炙烤
□喜冷、凉　□喜热　□好吸烟　□好饮酒　□好饮茶　□其他
□以上都不是，本人无特殊饮食习惯和口味

九、睡眠习惯（请在"□"处打"√"）
□早睡早起 □晚睡晚起 □晚睡早起 □早睡晚起 □不规律
平均每天睡眠约　　小时。通常每天夜间　　时　　分开始睡眠

十、锻炼方式（请在"□"处打"√"）
□跑步 □游泳 □健身器械 □球类（羽、乒、保龄）□太极 □瑜伽
□气功 □散步 □其他 □30分钟 □60分钟 □90分钟 □120分钟

十一、是否有以下疾病（请在"□"处打"√"）
□高血压 □高血脂症 □糖尿病 □肝脏病（脂肪肝、酒精肝、肝硬变等）□胃溃疡 □脑卒中 □肥胖症 □心脏病（心肌梗死、冠心病等）□癌症 □骨质疏松症 □支气管哮喘 □高尿酸 □精神疾病 □其他疾病
□从未发现有任何疾病，或是偶尔有些感冒、身体不舒服等。

十二、服药情况

十三、是否有过敏史
　　□无 □有
　　过敏物质：您常用何种抗敏药物。

十四、您的家族（三代内）有何遗传病

十五、其他需要特殊补充的

健康管理档案C

日期		主诉及症状				
睡眠	体力	大便	夜尿	气色	家中灯光	
□A正常	□A有力	□A正常	□A无	□A正常	□A黄灯	
□B易醒多梦	□B一般	□B拉稀	□B一次/晚	□B萎黄浮肿	□B黄白灯	
□C失眠	□C体虚	□C便秘	□C多次/晚	□C瘀斑	□C白灯	
脉象		左1	0-1-2-3	右1	0-1-2-3	
		左2	0-1-2-3	右2	0-1-2-3	
		左3	0-1-2-3	右3	0-1-2-3	
舌象	齿印	左 0-1-2-3	舌质	0-1-2-3	舌苔	白 0-1-2-3
		右 0-1-2-3				黄 0-1-2-3

日期		主诉及症状				
睡眠	体力	大便	夜尿	气色	家中灯光	
□A正常	□A有力	□A正常	□A无	□A正常	□A黄灯	
□B易醒多梦	□B一般	□B拉稀	□B一次/晚	□B萎黄浮肿	□B黄白灯	
□C失眠	□C体虚	□C便秘	□C多次/晚	□C瘀斑	□C白灯	
脉象		左1	0-1-2-3	右1	0-1-2-3	
		左2	0-1-2-3	右2	0-1-2-3	
		左3	0-1-2-3	右3	0-1-2-3	
舌象	齿印	左 0-1-2-3	舌质	0-1-2-3	舌苔	白 0-1-2-3
		右 0-1-2-3				黄 0-1-2-3

日期		主诉及症状				
睡眠	体力	大便	夜尿	气色	家中灯光	
□A正常	□A有力	□A正常	□A无	□A正常	□A黄灯	
□B易醒多梦	□B一般	□B拉稀	□B一次/晚	□B萎黄浮肿	□B黄白灯	
□C失眠	□C体虚	□C便秘	□C多次/晚	□C瘀斑	□C白灯	
脉象		左1	0-1-2-3	右1	0-1-2-3	
		左2	0-1-2-3	右2	0-1-2-3	
		左3	0-1-2-3	右3	0-1-2-3	

（续表）

舌象	齿印	左 0-1-2-3 右 0-1-2-3	舌质	0-1-2-3	舌苔	白 0-1-2-3 黄 0-1-2-3
备注						

日期						
经络治疗		手太阴肺经 0-1-2-3 手阳明大肠经 0-1-2-3 手少阴心经 0-1-2-3	手太阳小肠经 0-1-2-3 手厥阴心包经 0-1-2-3 手少阳三焦经 0-1-2-3	足阳明胃经 0-1-2-3 足太阴脾经 0-1-2-3 足太阳膀胱经 0-1-2-3	足少阴肾经 0-1-2-3 足少阳胆经 0-1-2-3 足厥阴肝经 0-1-2-3	

日期						
经络治疗		手太阴肺经 0-1-2-3 手阳明大肠经 0-1-2-3 手少阴心经 0-1-2-3	手太阳小肠经 0-1-2-3 手厥阴心包经 0-1-2-3 手少阳三焦经 0-1-2-3	足阳明胃经 0-1-2-3 足太阴脾经 0-1-2-3 足太阳膀胱经 0-1-2-3	足少阴肾经 0-1-2-3 足少阳胆经 0-1-2-3 足厥阴肝经 0-1-2-3	

日期						
经络治疗		手太阴肺经 0-1-2-3 手阳明大肠经 0-1-2-3 手少阴心经 0-1-2-3	手太阳小肠经 0-1-2-3 手厥阴心包经 0-1-2-3 手少阳三焦经 0-1-2-3	足阳明胃经 0-1-2-3 足太阴脾经 0-1-2-3 足太阳膀胱经 0-1-2-3	足少阴肾经 0-1-2-3 足少阳胆经 0-1-2-3 足厥阴肝经 0-1-2-3	

| 日期 | | | | | | |

（续表）

经络治疗	手太阴肺经 0-1-2-3 手阳明大肠经 0-1-2-3 手少阴心经 0-1-2-3	手太阳小肠经 0-1-2-3 手厥阴心包经 0-1-2-3 手少阳三焦经 0-1-2-3	足阳明胃经 0-1-2-3 足太阴脾经 0-1-2-3 足太阳膀胱经 0-1-2-3	足少阴肾经 0-1-2-3 足少阳胆经 0-1-2-3 足厥阴肝经 0-1-2-3
日期				
经络治疗	手太阴肺经 0-1-2-3 手阳明大肠经 0-1-2-3 手少阴心经 0-1-2-3	手太阳小肠经 0-1-2-3 手厥阴心包经 0-1-2-3 手少阳三焦经 0-1-2-3	足阳明胃经 0-1-2-3 足太阴脾经 0-1-2-3 足太阳膀胱经 0-1-2-3	足少阴肾经 0-1-2-3 足少阳胆经 0-1-2-3 足厥阴肝经 0-1-2-3
日期				
经络治疗	手太阴肺经 0-1-2-3 手阳明大肠经 0-1-2-3 手少阴心经 0-1-2-3	手太阳小肠经 0-1-2-3 手厥阴心包经 0-1-2-3 手少阳三焦经 0-1-2-3	足阳明胃经 0-1-2-3 足太阴脾经 0-1-2-3 足太阳膀胱经 0-1-2-3	足少阴肾经 0-1-2-3 足少阳胆经 0-1-2-3 足厥阴肝经 0-1-2-3

健康管理档案D

序贯调理的核心是健康管理，尤其是个人自我管理。每周一次的经络调理仅起促进作用，真正的长效来源于自我管理，因此，"复归于婴儿"需靠我们每天的自我健康管理。

1-每日大豆分离蛋白10克
2-每日姜醋鸡蛋一个、猪脚（牛尾）两块，喝姜味陈醋50毫升
3-每日喝柠檬陈皮姜茶：春冬500毫升/夏秋1000毫升（12:00前）
4-每日有叶青菜500克+油炸姜丝50克（炸至金黄色），全天全年可用
5-每日做阴阳互跟（根）两仪操（6+6）*1—3组
6-每日拉单杠120秒（三个动作）
7-每日冥想打坐15分钟
8-每日虎行5000步以上，或踮脚100—500次。
9-每日21:00前泡脚十分钟
10-每周序贯经络调理（1—2次）
11-居家慢运动

日 期	完成选项
月 日	1 2 3 4 5 6 7 8 9 10
月 日	1 2 3 4 5 6 7 8 9 10
月 日	1 2 3 4 5 6 7 8 9 10
月 日	1 2 3 4 5 6 7 8 9 10
月 日	1 2 3 4 5 6 7 8 9 10
月 日	1 2 3 4 5 6 7 8 9 10
月 日	1 2 3 4 5 6 7 8 9 10
月 日	1 2 3 4 5 6 7 8 9 10
月 日	1 2 3 4 5 6 7 8 9 10
月 日	1 2 3 4 5 6 7 8 9 10

次数	1	2	3	4	5	6	7	8	9	10
日期										
签名										
次数	1	2	3	4	5	6	7	8	9	10
日期										
签名										

选取两位效果明显的受试者的调理过程和心得体会，我已任命他们为"辅导员"，作为序贯调理的推广者。

常德不离，复归于婴儿

林伟东

> 林伟东，从事银行工作多年。现担任某投资公司副总经理，从事政府投资基金以及国有资产管理等工作。

一直以来，我对疾病的态度是生病就去医院，看医生、打针吃药解决。因是喜欢安静的人，平常静多动少，养成了少运动、吃零食的坏习惯。

随着年龄渐长，生活、工作压力倍增，再加上不良生活习惯日积月累，慢性疾病也找上门了。

10年前血压开始上升，最高可达180/100 mmHg，惯例也去医院寻医解决，医生也是熟练开药，降压药1片，不行，再换药，还是不行，换专家诊治，认为属血管敏感型，遂大胆用药。经不断换药、加药，最终用了3片不同类型的降压药，终于把血压降下来，血压控制维持在120/80 mmHg的水平。

生活又渐归于平静，但逐渐出现身体无力，说话无力，人容易疲倦气喘头晕，记忆力下降等症状，虽定期复查，及每年体检，但由于身体检查指标没有大碍，医生也大多嘱咐些注意事项，问题未得到解决。

直至到省医体检，遇到符力医生。他是健康管理中心主任，是从此改变我对待疾病与人生态度的人，进而赋予了人生新的意义。

符医生了解病情后，提出了治疗高血压的方案——序贯调理5SS系统。他把人体比喻为六匹马的马车，把降压药比喻为掐住汽车油管的夹子，把人体经络从头到脚比喻为五楼到一楼的下水道，认为通过脉象、舌象、经络通畅情况等制订个性化的治疗方案，可以治愈高血压。中医的优势在于系统有气、有血、有经络、有湿热地多维度观察人，比西医取象更多些维度，而且这些象都可以由对应的方法治。譬如在脉象中找到他的不正常，脉象调正常了，其他的事就容易解决了。所以先从逻辑关系中看是可以搞定的，也就是虚则不统，中央政府强大了，各地就不会出事儿。也正是：正气足，邪不可干！

符医生娓娓道来，通俗易懂，予人一种豁然开朗、茅塞顿开的感受，钦佩、信任感油然而生。用这个方案可以与高血压说再见，摆脱药物，恢

（续表）

复健康，我欣然接受并深深记住了：相信—听话—照做—健康。

治疗从10月11号开始，6脉6匹马，现在只剩下4匹，小腿的6条经络基本是堵塞的，属3级。治疗首先从疏通经络，打通下水道开始，结合针灸、药粉药酒等进行。治疗的过程是痛苦的，经络按摩、针灸带来的疼痛超过了我的预料，每次下来常常是冷汗涟涟，沾湿衣服，疼痛不堪。但每次治疗，符医生风趣幽默的语言，一针见血、自信的分析，既让我的情绪得到放松，也鼓舞我继续治疗的信心。

就这样，一周过去了，小腿的经络逐渐打通，根据恢复情况，调理第4天开始停服第一种降压药，一天5次的血压监测结果显示血压稳定，没有发生异常、波动；再过4天，再停服第二种降压药，或第二种、第三种降压药间隔半粒，持续监测，继续稳定。（详见《一个高血压患者的调理日志》）

一切都朝着美好的方向发展，降压药逐步停服，以保证序贯调理顺利软着陆，血压保持在安全的标准内，经络陆续打通，1级—2级—3级，体重也持续地下降，比治疗前减轻了8斤。人气色好了，感觉精神了，轻松了，有力气了，走路步伐有力了，讲话有力气了，下蹲弯腰扎马步轻而易举做到，头也不晕了，吃零食的习惯也自然戒掉了，每天姜茶、姜醋、姜丝、蛋白粉……想吃零食也难（笑）。

几个月下来持续地治疗，带来的除了身体翻天覆地的变化，更重要的是思想的改变。我应该是自己身体的老师、医生，感冒生病不再一味地依赖药物，每天坚持适量的运动及自我按摩，保证充足的睡眠……

治疗期间，效果逐渐显现。符医生有一天对我说，你应该做"辅导员"，把你的收获、你的经验传播给更多的人。

是的，符医生不单单是一位医者，正如他办公室悬挂的条幅，他是"给"的人，也一如门口悬挂的牌匾，"修合无人见，诚心有天知"，他是觉者、慧者。

15年前，他拯救了一个生命，成就了一个作家，《我的生命不能没有你》。15年后的今天，高血压、股骨头坏死的患者得到了康复……他一直在践行自己的操守、信念，成百上千的人，因他而恢复健康，因他而改变人生的态度，谱写出新的人生轨迹、人生篇章。

常德不离，复归于婴儿。我们期盼身体如婴儿般健康，思想也如婴儿般纯真。

我随你，有你真好，幸好有你！

实践是检验真理的唯一标准

检验真理的标准是什么？马克思、恩格斯和列宁早就有科学的论述，毛泽东同志又作出了肯定而明确的解答："理论与实践的统一，是马克思主义的一个最基本的原则"。"坚持实践是检验真理的唯一标准，就是坚持马克思主义，坚持辩证唯物主义。"（《毛泽东选集》第5卷第291页）

1978年的十一届三中全会，是中国共产党历史上具有深远历史意义的伟大转折，其中很重要的一点，就是在思想上确立了解放思想、实事求是的正确的思想路线，高度评价真理标准问题讨论。以十一届三中全会为起点，中国人民进入了改革开放和社会主义现代化建设的新时期。

检验真理的标准是什么呢？只有一个，就是千百万人民的社会实践。实践是检验真理的唯一标准，放之四海而皆准。不但用在建国治国上，用在序贯调理5SS系统上，皆同。

序贯调理5SS系统，到底行不行，有没有用，这不单单从理论上论证，更要在实践中求证。作为亲历者，答案是肯定的：行，而且是有效的。

序，指的是次第；贯，指的是穿、通、连。序贯调理，我理解是结合并集中各种有效的治疗方法，根据个体的具体情况设计有针对性的综合方案，从而避免单科治疗的局限性。

序贯调理5SS系统，是创新、系统、可靠、安全的理论体系。

现行西医诊治，是专业化管理，各管各的一段，单症单治。如降压，主要从利尿、扩容、减压着手，只管把血压降下来，至于其他脏器、皮肤出现问题，是另一段（其他科室）的问题了。由于仅解决表面问题，没有从根源上解决，所以也就有了一旦吃药不能停，要一辈子服用的说法了。

序贯调理5SS系统，则整合中西医各自的优势，用简单的、大家能够接受的方法，从改变生活习惯和食物链等着手，力图从根源上解决，打造出一个完整、系统的健康管理体系。

序贯调理5SS系统，即微笑、简单、节奏、分享和专业。用飞机来比喻，经络调理针灸、药粉药酒是飞机机身，飞机左右两翼分别是食物链治疗，如姜茶、姜醋、姜丝、蛋白粉等，动静相宜的运动，如阴阳互跟两仪操、单杆、拉筋、打坐等，即以平和的心态、合理的饮食、适当适量的运动，保证充足的睡眠……最终将人体调整恢复到正常的生命状态。

《黄帝内经》云："经脉者，所以能决生死，处百病，调虚实，不可不通。"在人体中最早能发现问题的就是经络，经络问题解决了，其他问题就不会太大了，也就是"行血气，营阴阳"，"决生死，处百病"的作用。

《管子》云："起居运，饮食节，寒暑适，则身利而寿命益。"平衡饮食，减少过多热量的摄入，是人体健康的有效办法。

序贯调理所用之物，皆为药食同源的食物组方、药酒以及大豆分离蛋白、红茶、柠檬叶、陈皮和姜，总体上比服用西药更安全。

序贯调理的每个环节都是重要的，且又是相互关联，缺一不可的，比如，喝了姜茶，吃了姜醋，但没有运动，经气受到阻滞，就会影响经气的运行，难以将营养及时送达各脏腑器官，"血遇温而行，遇寒而凝"就是这个道理。因此，只有将序贯调理的每一环节融入日常生活中，坚持不懈，持之以恒，才能终生受益。

序贯调理5SS系统，实践证明是有效的。

作为高血压的亲历者，几个月下来，客观的数据提示：可以依靠身体的自我调整，将血压保持在正常范围内，舌象、脉象正常，马车的6匹马速度一致，经络畅通。主观的数据提示：人气色好了，感觉精神了，轻松了，有力气了，走路步伐有力了，讲话有力气了，下蹲弯腰扎马步轻而易举做到，头也不晕了，胃口好，睡眠好。

更可贵的是，经过几个月的调理，深感中医的博大精深，认识到序贯调理是防病治病的好方法，里面的每一环节每个人都可以参与其中，并从中可"现买现卖"，"活学活用"，从而受益匪浅。故记录整理了符医生艾灸磁片贴敷表、序贯要方以及序贯小贴士。

中医和西医治疗疾病各有强项，但中医有很大的优势，而且副作用小。譬如穴位按摩就有不错的功效。例如感冒、胃胀不舒服，可以试试艾灸贴穴法，选贴天突穴、肺俞穴、胃俞穴、中脘穴、神阙穴、命门穴，也可以沿穴位所在的经脉线找痛点进行按摩，都可以有不错的效果。

符医生说：人老先老趾。离心脏最远的地方是小拇趾，正常人的大拇趾和小拇趾都长得非常饱满，本质就是肝气足肾气足。也就是中央的关怀下到基层，到人民群众中，政通人和了。所以在日常保健中，就是每天泡脚并按摩仆参穴、申脉穴、公孙穴、足临泣穴等10个穴位，几个月坚持下来，"小萝卜头"也初长成了。

注意保暖也是必须注意的事情，大多人顾脸不顾脖子，所以要关心手足，只有在保温的条件下，经络才能发挥其"行血气，营阴阳"的作用。"保暖就是保护现金流"。身体暖和了，血压自然就正常了。

经过序贯调理，身体恢复初见成效，但这仅仅是开始，健康是人一生的事业。中医讲究阴阳平衡、天人相应的境界，这个平衡我理解不是永恒的，是无常的。宇宙间秋冬春夏四季，二十四节气，秋天平衡了，不代表冬天就一定平衡。一个阶段的胜利，是旧阶段的结束，又是另一个新阶段的开始，周而复始，生生不息。

总的来说，序贯调理是由靠谱的人，靠谱的团队，缔造出来的靠谱的健康管理系统。我是心存感恩的。期待序贯调理5SS系统能普及下去，让更多的人受益，走出亚健康的沼泽地，重获健康。

一个高血压患者的调理日志

第一篇　生命三部曲之过去的我

患者	林伟东	年龄	52岁	体重	152斤
病史	高血压10年	服药前血压情况	最高可达 180/100 mmHg	服药后血压情况	120/80 mmHg
服用降压药	拜新同30 mg、安博诺150 mg/12.5 mg、倍他乐克47.5 mg					
序贯调理前症状	无力，疲倦，气喘，头晕，记忆力下降				

第二篇　生命三部曲之现在的我

一、开始序贯调理

2017.10.12（第1周）	上压	下压	脉搏	配合情况
7：30	129	104	60	1.开始序贯调理。暂时继续服用3种降压药。 2.按摩针灸配合每天姜茶、蛋白粉、阴阳互跟操、步行、泡脚。 3.体重152.4斤。
10：30	121	86	73	
15：30	120	80	67	
19：30	118	79	75	
22：30	120	81	62	

迈出第一步很关键！很重要！你准备好了吗？还记得结婚的誓言吗？你愿意娶她，爱她，忠诚于她？我愿意！当钻戒戴到无名指上时，契约成立了。

请牢记并遵从以下契约：相信—听话—照做—健康！

二、序贯调理的几个拐点

1. 第一个拐点

2017.10.12（第1周）	上压	下压	脉搏	配合情况
7：30	129	104	60	1.开始序贯调理。暂时继续服用3种降压药。
10：30	121	86	73	2.按摩针灸配合每天姜茶、蛋白粉、阴阳互跟操、步行、泡脚。
15：30	120	80	67	3.体重152.4斤。
19：30	118	79	75	
22：30	120	81	62	

2017.10.17（第2周）	上压	下压	脉搏	配合情况
7：30	128	86	63	1.继续停服第一种药拜新同；继续服用两种降压药。
10：30	128	84	63	2.服用药粉药酒（上、下午各一次）
15：30	130	87	67	3.姜茶、姜丝、蛋白粉、阴阳互跟操、步行、打坐、泡脚。
19：30	140	96	80	
22：30	114	81	66	

2. 第二个拐点

2017.10.18（第2周）	上压	下压	脉搏	配合情况
7：30	134	84	74	1.开始停服第二种药安博诺；只服用一种降压药。
10：30	132	90	68	2.药粉药酒、姜茶、姜丝、蛋白粉、阴阳互跟操、步行、打坐、泡脚。
15：30	139	90	69	
19：30	135	90	74	
22：30	118	80	65	

2017.10.20（第2周）	上压	下压	脉搏	配合情况
7：30	125	86	57	1.继续停服第二种药安博诺。只服用一种降压药。
10：30	132	95	67	2.药粉药酒、姜茶、姜丝、蛋白粉、阴阳互跟操、步行、打坐、泡脚。
15：30	145	91	70	
19：30	138	95	76	
22：30	122	84	67	

3.第三个拐点

2017.10.21 （第2周）	上压	下压	脉搏	配合情况
7：30	133	93	67	1.开始间隔服用第三种药倍他乐克。 2.药粉药酒、姜茶、姜丝、蛋白粉、阴阳互跟操、步行、打坐、泡脚。
10：30	137	96	77	
15：30	136	92	65	
19：30	136	93	66	
22：30	134	91	65	

2017.10.29 （第3周）	上压	下压	脉搏	配合情况
7：30	138	92	71	1.继续间隔服用第三种药倍他乐克。 2.药粉药酒、姜醋、姜茶、姜丝、蛋白粉、阴阳互跟操、步行、打坐、泡脚。
10：30	128	89	73	
15：30	141	94	68	
19：30	133	97	64	
22：30	127	85	69	

4.第四个拐点

2017.10.30 （第4周）	上压	下压	脉搏	配合情况
7：30	137	87	71	1.继续服用第三种药倍他乐克且剂量减半。 2.药粉药酒、姜醋、姜茶、姜丝、蛋白粉、阴阳互跟操、步行、打坐、泡脚。
10：30	132	89	66	
15：30	139	93	67	
19：30	140	93	66	
22：30	126	94	63	

2017.11.09 （第5周）	上压	下压	脉搏	配合情况
7：30	130	89	77	1.继续服用第三种药倍他乐克且剂量减半。 2.药粉药酒、姜醋、姜茶、姜丝、蛋白粉、阴阳互跟操、步行、打坐、泡脚。
10：30	128	91	63	
15：30	130	94	72	
19：30	139	99	60	
22：30	127	90	68	

高血压是心血管疾病，更是慢性病，故而注定了是一场攻坚战、持久战。所以"坚持"非常关键，不要小看一天一天微小的变化，也不要轻视每天的坚持所带来的变化。今天的你已经不是昨天的你，你的坚持如牌匾说的，"修合无人见，诚心有天知"，你的努力你的付出，没人看见，但上天是知道的。指望花了钱身体马上就好，就如同买了彩票指望中头奖一样，都是不靠谱的。

知易行难大家都知道，但只要守护着"坚持"的信念，月月年年，风雨无阻，最终必然会给你丰厚的回报——健康的身体。而且，更重要的是，"坚持"已经融入你的血液中，你将变得更坚强，你是心的主人。

三、序贯调理之峰回路转

1.第一次

2017.11.22 （第7周）	上压	下压	脉搏	配合情况
7：30	145	99	61	1.气温骤降血压升高，当晚加服半粒药物，第二天配合按摩针灸以及贴长蛇灸。 2.药粉药酒、姜醋、姜茶、姜丝、蛋白粉、阴阳互跟操、步行、打坐、泡脚。
10：30	158	99	61	
15：30	142	99	57	
19：30	157	104	60	
22：30	151	103	61	

2017.12.04 （第9周）	上压	下压	脉搏	配合情况
7：30	133	83	76	1.第二、三种药1粒+半粒、1粒间隔，继续配合按摩针灸以及贴长蛇灸，血压恢复稳定。 2.药粉药酒、姜醋、姜茶、姜丝、蛋白粉、阴阳互跟操、步行、打坐、泡脚。
10：30	133	92	70	
15：30	133	87	65	
19：30	143	92	75	
22：30	130	89	73	

2.第二次

2018.01.09 （第14周）	上压	下压	脉搏	配合情况
7：30	132	89	58	1.气温下降血压升高，当晚加服半粒药物。 2.药粉药酒、姜醋、姜茶、姜丝、蛋白粉、阴阳互跟操、步行、打坐、泡脚。
10：30	131	83	76	
15：30	136	94	73	
19：30	150	104	76	
22：30	160	106	64	

2018.01.19 （第15周）	上压	下压	脉搏	配合情况
7：30	127	88	68	1.调整服药，第二、三种药各半粒，血压恢复稳定。 2.药粉药酒、姜醋、姜茶、姜丝、蛋白粉、阴阳互跟操、步行、打坐、泡脚。
10：30	121	81	70	
15：30	138	86	66	
19：30	124	86	68	
22：30	127	86	69	

3.第三次

2018.03.08 （第22周）	上压	下压	脉搏	配合情况
7：30	138	91	59	1.晚上气温下降血压升高，不用加服药物，通过泡脚做操打坐等，血压下降到正常水平。 2.药粉药酒、姜醋、姜茶、姜丝、蛋白粉、阴阳互跟操、步行、打坐、泡脚。
10：30	126	88	64	
15：30	136	86	74	
19：30	145	103	71	
22：30	123	84	80	

4.第四次

2018.01.26 （第16周）	上压	下压	脉搏	配合情况
7：30	120	87	64	1.当天气温下降，注意保暖及运动等，血压稳定。 2.药粉药酒、姜醋、姜茶、姜丝、蛋白粉、阴阳互跟操、步行、打坐、泡脚。
10：30	124	81	79	
15：30	129	87	67	
19：30	120	83	83	
22：30	119	78	69	

2018.01.27 （第16周）	上压	下压	脉搏	配合情况
7：30	134	89	62	1.气温继续寒冷，注意保暖，血压稳定。 2.药粉药酒、姜醋、姜茶、姜丝、蛋白粉、阴阳互跟操、步行、打坐、泡脚。
10：30	130	87	61	
15：30	125	90	72	
19：30	135	91	61	
22：30	116	77	72	

前进的路途不一定是平坦的，遇到反复，不要慌张，不要迷茫，不要停止，要拨开迷雾，去交流去分享——与老师，与学员，也与自己对话，与心对话，我才是身体的主人。这时候心理的调整和专业的意见很重要。

仍然记得第一次。那是一个寒冷的夜晚，血压骤然升高，说实在的，我当时挺慌张的，恨不得马上吃回降压药。这时候，彭瑜老师出现了，他给予我专业的指导，细心周全的叮咛。他叮嘱不要紧张，平复心情，泡脚……1小时后再测量血压观察。刚到10：30，我还没量，微信就发来了，询问血压情况，可以感受到老师的关切，当时真的挺感动的。

这样的事情前后发生了数次，我也从中摸索出了规律及应对的方法，经历了从"他治"到"他治+自治"的过程。

调理的方式可以有"他治"，交给专业的健康管理专家，按照要求，不折不扣地执行，又可以"他治+自治"结合。毕竟医生在你身边的时间是有限的，一年365天，每天24小时能陪伴身体的就是你自己。自己最了解自己的身体。你开心，身体会同步感受到的，反过来，身体好与不好，你也会感受到。所以知道一些养生道理结合"他治"，效果就很好。

更可喜的是，第一次遇寒冷血压升高，须借助药物，经过两周左右时间的调理调整慢慢恢复到正常水平，到后来，再出现同样的状况，当天晚上就恢复，且第二天持续保持正常状态。更有一些在寒潮期间，注意保暖及按序贯要求做，血压能够保持稳定，安然度过。从中可以看到身体在逐步恢复，自我调控能力不断增强，一步一步从亚健康迈向健康。

四、序贯调理之迈向光明顶

2017.12.31 （第12周）	上压	下压	脉搏	配合情况
7：30	126	91	60	1.2017年清场之贴、收官之贴。 2.药粉药酒、姜醋、姜茶、姜丝、蛋白粉、阴阳互跟操、步行、打坐、泡脚。
10：30	124	82	62	
15：30	124	82	73	
19：30	135	92	74	
22：30	127	87	68	

前面说到"坚持"，"从他治到自治+他治"，讲的是"我要做""我应该怎样做"的问题。接下来想谈谈"我做得怎么样"，即执行率的问题。好多人都会问，也会产生疑虑：为什么已经过了一段时间，还没感受到有效果？这首先要问问自己，按照要求，自己做了多少，完成得如何。拿"自我日常保健"10个项目比喻，每个项目按完成的情况打分再相乘，分别得出的分数，就是执行率，什么样的执行率带来的是什么样的效果，来不得半点马虎。

亚健康有两个方向，一边是健康，一边是疾病。你不能祈盼能永远健康或永远在亚健康状态，所以，请马上行动，找到你的健康之路，不要等到出现疾病再去医院，再去找临床医生医治就后悔了。不论未病，还是已病，健康到底还是要靠自己。我认为，既然选择了它，就好好执行，序贯调理就是你通往健康之路的领路人，请跟随它！

五、序贯调理之大势已定

2018.03.30 （第25周）	上压	下压	脉搏	配合情况
7：30	119	79	68	1.第二、三种药物，以间隔半粒或1/4粒服用，不着急，确保序贯的软着陆。 2.药粉药酒、姜醋、姜茶、姜丝、蛋白粉阴阳互跟操、步行、打坐、泡脚。 3.体重144.4斤。
10：30	123	85	64	
15：30	129	83	75	
19：30	128	87	68	
22：30	113	76	75	

通过一段时间的实践和摸索，运动要在量力而为的基础上，把量逐步提上去，有量才有质，最终才有质的飞跃。饮食要节制，吃得多，排出的也多，吃得少排出的也少。因为人体的容量是有限的，除了吸收每日必需的之外，其他就是"废物"，渠道就会要么排出去，要么转化为脂肪增加

体重，而这个过程必然又增加了各器官的工作量。所以，饮食应少，均衡健康就好，荤素二八分原则，不要过饱，凡事过犹不及。此外，在按摩针灸一段时间后，也须定期进行以保证经络的畅通，姜茶、姜醋、姜丝自然也应继续吃下去，不能间断。

老祖宗是很有智慧的。大自然有春夏秋冬，人有寒暑虚实表里……老祖宗从两者中找出了规律，就是阴阳五行。影响人体的有内外因素，外因包括环境气候，内因包括情志起居饮食动静，其中，以"外药"的形式通过外力的刺激如中药针灸等，结合"内药"一道可以帮助人体自我修复自我痊愈。因此，序贯调理的本质与以上是一致的。所以，应不折不扣地贯彻执行，重获健康，从而健康地有尊严地活下去。

仅用半年时间，将10年时间靠药物控制的血压，通过序贯调理，在基本不依赖药物的情况下，稳定在正常水平，同时体重减轻了8斤，六脉由开始的321，330恢复到现在333，332，有时333，333。人能吃能睡，气色好中气足，有精气神了。

防病比治病重要得多，一个人在日常生活中养成良好的规律和习惯对于健康更具意义，所以，在序贯调理的过程中接触了学员，也有意识地主动跟他们分享序贯调理保健的方法，但毕竟人数是有限的，因此，希望将我的经历、我的经验通过这本书传播分享出去。

健康管理非常重要！选择意味着改变，改变意味着行动，行动意味着执行，执行意味着收获结果！（彭瑜老师语）

第三篇 生命三部曲之将来的我

2018 （第27周）	上压	下压	脉搏	配合情况
7：30	《黄帝内经》云："上工治未病"。序贯调理5SS系统即是该精髓的具体体现。故而铭记：相信—听话—照做—健康！			从此无忧！
10：30				
15：30				
19：30				
22：30				

我的序贯之路
——一位患者的治疗心得

曹 阳

曹阳，女，1963年出生，餐饮连锁老总。

能结识符力医生真是人生中的幸事，除了身体多处的问题在不知不觉中得到康复，更耳濡目染了符医生高尚的医德和乐于助人的精神，时时为之感动……

我是一名对生活充满热情，一直忙于事业的工作狂，三十多年来一直把时间安排得紧紧的，忙得团团转，好像这样才叫充实才有意义……呵呵！对于自身的健康管理不在乎不重视，除了坚持步行运动之外，几乎没有其他的锻炼了，就这样侥幸地过了几十年，身体没有发生大的问题。随着年龄越来越大，终于走到了更年期……2017年初我的身体逐步出现一系列的问题：从开始失眠、盗汗、色斑、关节酸痛，发展到手臂发麻无力，颈椎活动受限更引起头晕和血压升高而且越来越严重，不能正常工作了。我被吓蒙了，在定点医院治疗了半年时间，吃药、打针没有效果，整个人疲惫不堪，面如菜色，心情很差，几乎不想出门见人了……我找到了符力医生。

符力医生是我多年的好朋友，早在二十多年前就是省人民医院有名的肿瘤科医生，曾经挽救过无数病人的生命。他的西医医术精湛高明，在中医上也摸索出一套治疗与生活饮食锻炼相结合的健康管理方案，效果好得惊人。他在行内早就有"符一针"的响亮称号。来到他的诊室，这里没有医院冷酷和紧张的感觉，中式园林景观的装修风格，文房四宝，高高悬挂

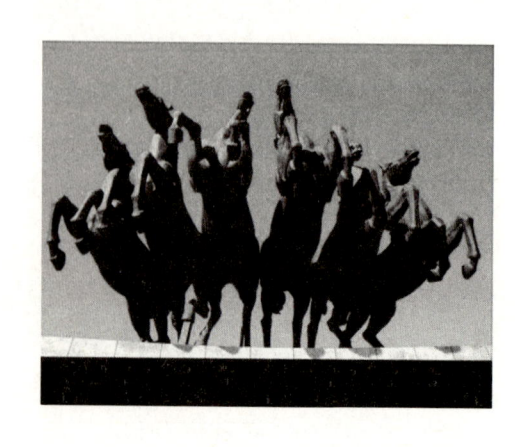

的"修合无人见，诚心有天知"让人立刻感到了安宁。他从"把握健康之舵，成就幸福人生"主题开始了我的治疗。

治疗很奇特。符医生运用序贯调理5SS系统，把人体经络从头到脚比喻为五楼到一楼的下水道，运用老子在《道德经》里说的"常德不离，复归于婴儿"，运用"放下回头是健康"的道理，把人体喻为：路是经络，人是情绪，马是六脉/心肝肾/肺脾命门，车是输送营养排出垃圾的工具，构成一种健康生态模型，说明了只有道路通了、车是好的、人是清醒的、六匹马速度一致，人也就健康了。听符力医生娓娓道来，我茅塞顿开，焦虑的情绪也平静了下来……

治疗首先从疏通经络开始，同时口服中药汤、药酒、姜茶、针、磁、灸、功法、冥想、牵引拉伸。还制订了每日完成十项自我保健项目：1.大豆分离蛋白10克；2.酱醋鸡蛋1个、猪脚1块、陈醋100毫升；3.上午喝姜茶1000毫升；4.青菜500克、油炸姜丝50克；5.阴阳互跟两仪操6+6；6.拉单杠120秒；7.打坐20分钟；8.步行5000步以上；9.晚上9点前泡脚10分钟；10.每周序贯经络1次。坚持，坚持！半年坚持下来的治疗和每天坚持的十项自我保健，带来了身体的明显变化，还有健康理念的改变……手臂不麻了，关节不酸了，晚上睡得着了，没有盗汗了，更让我意外的是脸上的色斑越来越淡了，脸颊开始红润了。哈哈……太高兴了！我的自信心又强大了……

心中的感激，无法用语言表达。通过符力医生的治疗，对健康更新了认识：想健康必须从根开始捋顺，我们身体98%的细胞在一年左右的时间里都会被重新更新一次，而骨细胞更新需要7年，所以不管你是三高、减肥、肠胃、亚健康的问题，请给身体一点时间，坚持用科学的方法改善自己的健康。期待序贯调理5SS系统能普及给广大民众，让更多亚健康的人受益！

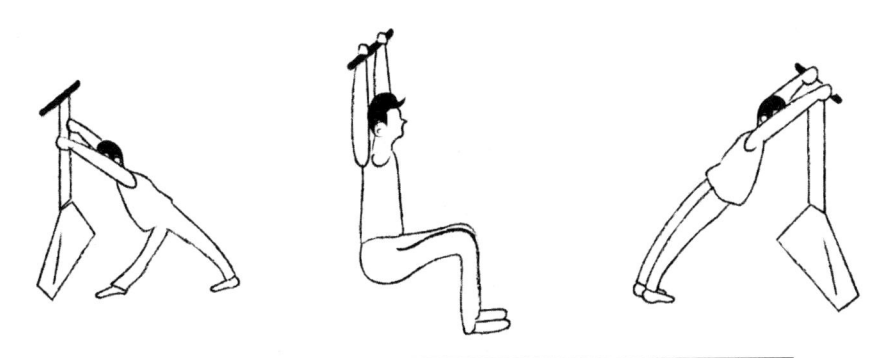

每日120秒，三个单杠动作。动起来ing~

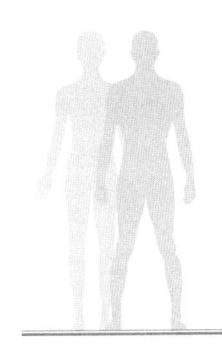

保险人生与健康哲学

许笃鹏

许笃鹏，中国人寿广州公司总经理。

2014年，在江门，我们邀请到符力教授在公司"健康大讲堂"活动中做防癌专题健康讲座。如何面对可怕的癌症？怎样才能脱离不健康状态？深入浅出的讲解，创新的健康理念，符教授通过分享自身经历，为大家带来了一场"健康哲学"盛宴。时隔三年，我有幸第二次拜读符力教授在健康哲学方面的全新领悟与心得，再次受益匪浅。

我从事保险行业几十年，见证过太多客户或朋友被健康问题所困扰，自己也曾因身体不适而受累。面对浩如烟海的健康知识，怎样在系统的理论体系指导下做好自身健康管理，成了现代社会的一大难题。符力教授将哲学思维引入健康管理，用其独到的见解为我们指明方向。在阅读本书的过程中，我深深感到，传统医学的哲学思维与健康管理变得如此通俗易懂，并且在我们的工作生活中，它们也处处能帮助我们。

比如未雨绸缪。传统医学哲学始终强调"治未病"的思想，注重防微杜渐。若是患病前做好充分准备，进行提前干预，就会减轻甚至规避病痛。例如，每年常规化的全面体检，就可尽早发现可能的疾病源头，实现"早发现，早治疗"。在我看来，保险本身，其实也是"治未病"思想的体现。保险的本质，便是通过提前转移风险，来避免风险可能带来的损失。另外，在企业经营的风险控制与管理工作中，"治未病"思想同样适用。通过关注工作细节，做好风险管控，便能有效提升企业运营的稳定性与安全性。

再比如固本培元。传统医学哲学讲究"天人感应"，即通过遵循自然规律与人体规律进行养生管理，提升身体素质。例如在适当的季节，调整相应的生活习惯。当然，在现代科学技术的支持下，我们也可以通过科学系统的信息收集与评估，建立个性化健康档案，提供适合个人养生与医疗的合理建议。在企业经营与个人发展中同样如此，"千里之行，始于足下"，只有脚踏实地，实事求是，制定科学合理的发展规划并逐步实施，才能奠定前进的基础。

当然，最重要的还是要有一颗正向心。"心是健康管理的源头"，保持积极健康的心态，形成良好的生活习惯，身体状态才会向着好的方向发展。将正向心态贯彻到生活和工作的每个角落，人生就会充满阳光。

国内健康管理产业兴起尚不足二十年，却如雨后春笋般发展迅速。随着生活水平的提高与"健康中国"战略的提出，健康管理已经渗透到我们生活的方方面面。普及预防保健的科学知识，建立积极向上的生活方式，培育健康管理的公众文化，是全民健康水平提升与健康管理行业发展的基础。健康哲学的普及与传播，定会在健康管理发展的路上起到至关重要的作用。我真心希望，我的亲友与同事都能够看到这本书，共享健康智慧，同建幸福人生。

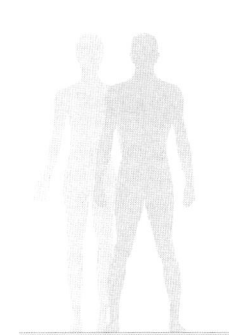

什么是健康哲学？

徐晓良

徐晓良，中山大学博研同学会理事长，中山大学 CEO 同学会主席，广东省经济学会副秘书长等。

健康与哲学是怎样扯上关系的呢？想必很多人会疑惑不解，或许同时也会有些许好奇。如果说健康是管理出来的，健康是可以管理好的，相信不难理解。管理的意思是照管并约束，健康管理即照管起居饮食，约束不利于健康的行为习惯。那么，如果以哲学的思辨模式来统领管理，就有了管理哲学。所谓哲学，就是通过对事物一般本质和普遍规律问题的思考，去探究事物本源的思辨方式。而哲学化地管理健康，从哲学的层面构建健康理念，并达成健康甚至超越健康，就是健康哲学。

要细说健康与哲学的内在关系，我们可以从管理哲学的发展历程开始认识。

从学科的角度来说，哲学的追寻可分为对外和对内两个方面，即对社会的追问，以及人类对自己的追问。对自己的追问首先就涉及健康哲学这个课题，也就是个体如何达到心理与生理平衡的问题。然而，管理哲学起初更多的是对外部世界的认识，是指科学管理的普遍原理、原则与哲学观，包括管理者为人处事的信仰和价值观，这样的哲学观也就决定了管理行为的趋向。追根溯源，管理哲学始于管理学。

1840年，洋人用鸦片破国门而入，国人在被摧残身体的同时，也被唤醒自强意识。19世纪后半叶，认识到传统文化之不足的中国人，开始学习外来的事物，武装自己。洋务运动以"自强"为旗号，引进西方先进技术，创办近代军事工业和民用工业，筹划海防，创立新式学堂，培养翻译、军事和科技人才，严复、詹天佑犹如新星冉冉升起！然而，1894年甲午战争，丧权辱国的《马关条约》粉碎了国人的强国梦。人们开始反思，只是引进硬件、引进技术是不够的，即便船坚炮利，仍须有先进的科学管理去统领支配，才能高效地发挥其作用。何况我们的船还不够坚、炮还不够利，在坚船利炮的过程中，更是需要先进的科学管理，才能达到效益最大化。从那以后中国经历了一个漫长的思考和积累过程，开始重视引进管理科学。此后，中国人在管理上达到了另一个高度，尤其是改革开放之后，中国开始向市场经济转型，而市场经济的主体就是企业，企业就涉及企业管理，因此，大批中国人开始学习MBA、EMBA等课程。这是一个进化的过程，一开始只是引进设备，引进技术，然后进入更高的层面，那就是引进管理科学。当然这一切都是舶来品，纵使水土不服也正常。拿来之物如何称心如意地运用于手掌之中？国人思考的结果是，赋予这些管理模式以灵魂，为其戴上哲学的桂冠，管理哲学就此诞生。

到了管理哲学，中国人用自己的脑袋思考、消化舶来之物，使其服中国水土，并对接自己的资源。如此这般，管理哲学在哲学层面上有了两个源头：一是，重视现实，注重实践，强调"天行健，君子以自强不息；地势坤，君子以厚德载物"的中国哲学；二是，理性化、概念化、系统化的西方哲学。管理哲学将两者巧妙结合，灵活运用。

或许，你也会注意到，在中国，讲究学以致用，功利色彩浓重。比如，考生选择专业，会注重是否实用、是否赚钱的问题。而在西方，是"无用"即有用，在学生时代，家长会鼓励孩子多学些"无用"的东西，因为这些说是"无用"的东西却能培养孩子的觉性，让他们在感悟人生的过程中有了根。为此，这些"无用"的东西可以影响孩子一辈子，在思想的根源处、在为人处世方面都极其有用。实用的东西要用时从做中学就可以了，会做人自然就善学习，何愁学不会？由此，我们也就可以看到这样的现象：中国学哲学的人大多三五十岁，经济自立，事业有成；而西方的哲学课题涌动的是青春学子。对哲学课堂的选择本身就已表现出两种不同的哲学观。

当然，管理哲学重在哲学，它是管理理念的总和，是对管理现象的思辨与归纳，它源于管理却又高于管理，甚至可以超越管理而存在。说到管理，人们想到的多为对企业的管理、对社会的管理，即对外部世界的认识和管控。其实，管理首先是对个体自身的管理，古人云：格物、致知、诚意、正心、修身、齐家、治国、平天下。平天下还得从格物修身开始啊！倘若自身都管不好，又何以管企业、管社会？根据"身体是革命的本钱"一说，个体对人生的管理，应该首先始于健康管理。

中国哲学主要源于儒、释、道三家。儒家思想的精髓在于有为，入世、治世；道家思想则清静无为，保持平衡，也就是出世；而释迦牟尼也就是佛学思想讲求的是超然，既出世也入世。三家学说教给我们的是，人在不同境遇下要善于调整自己的心境，在合适的时机做合适的事。需要入世，无须顾虑，大刀阔斧做可做之事；但若时机不成熟，那就退一步海阔天空，保持心态的平衡，并养精蓄锐，静候时机。病由心生，哲学养心，心好无病，无病才有健康。此外，《易经》和《黄帝内经》已成中医的哲学圣经，跟健康有着直接的关系。

西方哲学使我们对世界的理解多了一个视角，多了一个维度，有助于更好地了解现代人思想观念的形成。例如，西方哲学会渗透到美学中去，通过提升人们的审美情趣，净化思想，滋养心灵，让人营造美好健康的生活方式，这样自然有益于身心健康。

赵云老师的观点能给我们以启迪。他认为中国人一直倾向于实用功利的哲学，恪守学以致用的原则；而西方哲学则重思辨，讲求超越。其实我们学知识本身就已经是目的，因为它使我们更好地调整自己的思想状态，更清晰地理解这个社会。例如，听贝多芬交响曲，听完之后有什么用呢？能饱腹还是能治病？都不能。但很多人还是愿意去听，因为它能给人以愉悦，这便是其最大的作用。

生活中的方方面面都在影响着人的健康状态，而哲学思辨有助于我们对事物进行最终提炼，合理解释，让我们欣然接受，释然生存，达到思想上的升华。故此，哲学告诉我们的道理，会让我们对生命有更深层的理解，使生命的形态变得不一样。正如中国人民大学教授张志伟先生所说的"人生在世，向死而在"。每个人都应该追寻一种自然的生命状态，而自然的生命状态就是健康的身体和阳光的心态。

然而，当今社会存在很多冲突和矛盾，而这些冲突和矛盾多多少少对个人都有一定的影响，其中也影响到健康。缓冲或解决各种冲突和矛盾的方法之一是学习，可以说，学习是灵丹妙药。即使是那些成功人士，他们也时常通过学习来寻求解决问题的办法，同时不断充实自己，超越自我。例如，万科企业股份有限公司的创始人王石，就时常在超越中实现自己的价值。他喜欢登山，每超越一个高度都刷新对自己的肯定，这是成功的另一种表现形式。

人往往以为，只有每天忙于生计的人才会有压力，其实这个人群的压力反而是比较单一的，并非最大的。倒是那些吃饱了、喝足了、很多钱的人压力更大，他们是如何化解压力的呢？不少人采取的办法是：不断超越自我。他们为自己在不同领域设定不同的目标，在达成目标的过程中实现自我超越，进而舒缓压力。于是，人们会看到他们登山，驾驶飞机，潜水……在普通人看来，这些人真是吃饱了没事干，给自己找罪受，甚至拿自己的性命开玩笑。但对这些人来说，并不完全是为了寻求刺激，他们确实需要借助一些东西来不停地超越自我，因为在解决了基本的吃饭问题之后，他们就得解决精神需求问题，这完全符合马斯洛的需求层次理论。

登山、驾驶飞机、潜水……这些都是有形的表现形式，在这些行为背后，无形的是他们的哲学观。他们借助不断充实自己，来达到身心平衡。相对而言，这是他们健康的生活方式。人生的超越就是这样，可以表现在各个方面，而健康哲学最有意义的地方就在于，从另外一个层面指导人们超越自我，获得健康。

诚然，人生境界的提升，就是一个不断学习的过程，是对世间万物的深入认识与理解，而这些认识与理解归根结底就是站在哲学的高度上对自己和世界赋予新的定义。人生在世，世事无常，若能以平常之心应对无常之事，从容淡定，就能达到处变不惊的超然境界，这也是健康哲学所追求的境界。

人，怎样认识自己？用怎样的心态面对人生？在怎样的高度追求自我实现？又如何达成身心健康和谐？这便是健康哲学的研究方向。

由此可见，健康与哲学有着密不可分的内在关系！

对于健康哲学，功利化的解释就是"使我健康的学问"；而从超然的高度来理解，就是超越健康的哲学，因为健康不外乎就是生理健康和心理健康，而健康哲学就是对身心健康的终极修炼。当对它有了透彻的理解时，你便会在行为上不自觉地贯彻它，这时候，就无须再刻意追求健康，因为你已经有了健康的思想，健康也就成为必然。

总的来说，健康哲学有两个宗旨：

第一，使健康的人更健康。

第二，使身体不健康的人健康起来，至少在精神上要健康起来。

符医生语录

哲学（philosophy）起源于希腊语Φιλοσοφία/Philosophia，意思是爱智慧，是人类为了提高认识水平、为了更有智慧而进行的思考活动。

人为万物之灵，不仅仅是自然存在物，而且是有理性的存在物，这就使其形成了超越自身有限性而通达无限自由境界的理想，哲学则是这一理想的集中体现。

哲学问题不同于科学问题，在某种意义上说，它不是"问题"而是"难题"，既没有终极答案，也没有标准答案，而是可以有各式各样不同的解答方式的永恒难题。为此，它成了各种学说共存的基础。

"健康哲学"的创立目的是呼吁更多的包括医务工作者在内的智者参与其中，用不同领域的视角共同研究同样的"质料"，使之成为不同领域的使徒与传承通道；健康哲学正是期望遵循其特性，形成一个由问题和不同的解决方式交织在一起的开放性系统；这个开放性系统，将成为探索远离癌症的终极修炼。

远离癌症终极修炼的核心：天人相应，圆融通达，自在无忧，修己安人；维持、改善人体内环境在不同时期内的相对稳定性，这里所说的稳定性是指一种动态平衡，而非静止的一成不变。

健康哲学以一种寻根问源的思考方式，帮助大家认识健康的重要性，并探讨、传播维护健康的科学方法。站在哲学的高度去谈健康，将会谈得更彻底，就好比倒香槟塔，只有从顶端开始，才能装满所有的杯子，而顶端的杯子就是源头所在。

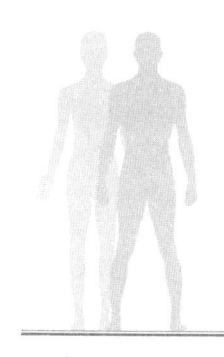

战胜癌症，我做到了

若　言

若言，广东省作家协会会员，广东省人民医院心灵关怀大使，曾任机械工程师、英语老师及翻译、总经理等。著有长篇小说《我的生命不能没有你》《天若有言》《案发香舍苑》，还有诗歌、散文、报告文学等。

对于健康的认识，我们可以从一个患过癌症的女作家开始，这是一个真实的故事。这位作家就是若言。

那时，风华正茂的若言精力充沛，总是将事业摆在第一位，相继进入家电行业、香料行业和汽车行业奋力打拼。当时的她一股劲只想往前冲，这和我们现在大多数年轻人是一样的。年轻时大家都在拼命赚钱，透支自己的健康和生命。

那些年，她在香料公司工作，每天与各种各样的香料打交道。起初，身为香料公司管理层的若言，凡事亲力亲为。她要协调整个生产流程，从订单管理、原材料调配、生产调度、产品质检、运输计划到最后的收款监查，她都倾尽所能。就连配方以及成品的定价系统也都掌握在她手中，她还身兼人事、行政工作，可见工作量之大。之后若言又负责销售工作，忙得连吃饭的时间都没有。

居无定所，食无定时，睡眠不保，这样的生活状态，若言能有个健康的身体，那才怪了！年轻的她没有办法放下自己任何一部分工作，强烈的责任感驱使着疲倦的身体，超负荷前行。

癌细胞乘虚而入，肆意妄为，癌症就这样爆发了！

如今，痊愈之后的若言回想起曾经的自己，觉得自己是个很糟糕的人。要疼痛到休克的程度，她才决定去父母所在单位的医院做个检查。故此，发现癌症，为时不早。

其实她是个害怕疼痛的人，可忙碌成了拒绝就医的借口，她从未想过这是癌症的征兆，总误解为某些普通的小毛病，相信忍一忍就过去了。痛到极致，她还解释为肾结石。第一次检查，她也这样跟医生说，但医生表示，是不是肾结石要照过B超才知道。

拿到片子之后，黑白两色的B超片让若言很是好奇，便问医生该如何分辨，医生告诉她，白色的东西就是体内硬的物质，若言更加肯定自己的猜测，看来真是结石。可医生又告诉她，白色的是结石没错，但问题还不止于结石，因为若言的肾脏已经变形。医生即刻心有定夺，但谨慎起见，还是建议若言去大医院做进一步检查。

即使到了这个程度，若言还是没将医生所言当成什么大事。当时刚好处于非典前夕，连续忙碌多年的若言决定休假，先去旅游躲非典，等旅游回来再去检查也不迟。

旅游回来之后，为若言做检查的医生非常关心地追问她有没上大医院检查，若言不以为然，只说还没来得及去，因为要去旅游。医生非常惊讶，又苦口婆心地劝她赶快去检查。到那时，可怕的非典已经横行于广州各大医院，若言认为应该等非典过后再去检查。在医生的强烈反对下，若言才终于决定去大医院做更全面的检查。

拿到CT结果的那一刻，若言只觉得天都塌下来了。死亡，对她来说不再是一个抽象的概念，不再是一件遥远的事情。她没有流泪，因为她的心情已无法用眼泪来表达。

绝望之际，工科学生的理性思维让她的大脑渐渐清醒过来。她告诉自己：就当在玩一场游戏吧，一场与癌魔生死搏斗的生命游戏，我要做的只有全力以赴，用智慧，用每一个可以利用的条件去战胜它。要玩游戏，目标只有一个——赢！

带着轻装上阵的心情，若言开始与医生探讨自己的病情。结果比想象的还要严重，她的左肾已经坏死。

接受治疗之后，若言遇到了给她第二次生命的人——符力医生。

符力是若言的主诊医生之一，更是她的精神教父，不但清除了她身体上的癌细胞，还赋予其重生的意义——成为作家。

治疗前夕，符医生讲述治疗方案时，当过工程师的若言极为认同。治疗癌症最棘手的问题在于"转移"，若言的治疗方案一开始就消除了这一隐忧。医生要先给已经病变的左肾做化疗栓塞微创手术，就是截断对左肾的供给，让它缺养坏死，使癌细胞失去转移的能力。然后，通过外科手术把失去功能的左肾取出来。而后续治疗是打干扰素，用这个方案，就能保住若言的一头秀发，若言欣然接受了。

做化疗栓塞微创手术时，符医生一直在若言身边。他说："我是这里的牧师，无论有什么话你都可以跟我说。"

听了这话她觉得很新鲜，从来不知道，在中国这样一个国度里，医生要兼职牧师的工作。油然而生的安全感让若言开始毫无保留地相信符医生，上手术台的紧张感也荡然无存了。在若言看来，符力不只是医生那么简单，他能给病人的除了治疗，还有心灵上的安抚。

微创手术做得很完美，而化疗栓塞反应之痛苦却超出了若言的想象。剧烈的腰腹痛、频繁的呕吐腹泻，让若言彻底相信自己已经到了地狱。为了不让亲友们担心，若言尽量掩饰痛苦，表现得轻松乐观。有时候，为周遭的人设想一下，也会减少对自己的聚焦，分散了精神，从而缓解了痛感。

地狱式的七天终于过去了，治疗方案进入第二程序：让外科医生取出坏死的左肾。送上手术台的那一刻，并没有想象中的那么紧张，更多是期待。她跟符医生说过想写书，这个信念驱散了所有恐惧，她期待自己赶快好起来。

……

再次睁开眼睛，若言看到很多双手正把她从手术台上搬下来，她知道手术成功了。

成功的手术是低谷中的拐点，癌细胞已被清除，一切正朝着美好的方向发展。但疼痛在所难免，若言这样安慰着自己：会疼证明神经在恢复，没瘫痪，这是好事！

这样想着，感觉好受多了，疼痛随之有所减轻。

也许是化疗栓塞消耗太大了，术后一周过去了，若言依然连翻身都要别人帮忙。那时她想，如果能站起来，那该是多幸福的事情啊！她开始怀疑自己还能否恢复。如果这辈子都下不了床了，那她宁愿死去。她不想成为家庭的累赘、社会的包袱！

就在若言消沉、彷徨之际，符力医生来了。当时医院已经下班了，符医生穿着一身便服，站在若言的床前淡淡地说："如果你真想写小说就快动笔吧。过了这段日子，你就未必有这种灵感了。"

若言迟疑地问："我这个样子，可以吗？"

"当然可以。你也可以试着起来活动，只是动作要自己去创造，肯定与手术前有所不同。你得从婴儿开始重新活一遍，不过你会成长得很快……"

符医生的话就像一剂强心针，若言被神奇地激活了。在母亲的搀扶下若言居然站了起来，那是一种"中华民族从此站立起来！"的感觉，如此伟大，以至于令她终生难忘。

手术后第八天，若言艰难地侧躺着，开始写东西，她的第一部长篇小说《我的生命不能没有你》就此诞生。七个月后，她交给了符力一份20万字的书稿。2004年小说由花城出版社出版；2006年第二部长篇《天若有言》也由同一出版社出版。2007年若言成为广东省作家协会会员。2011年侦探小说《案发香舍苑》出版……就这样，符力不但拯救了一个生命，还成就了一个作家。

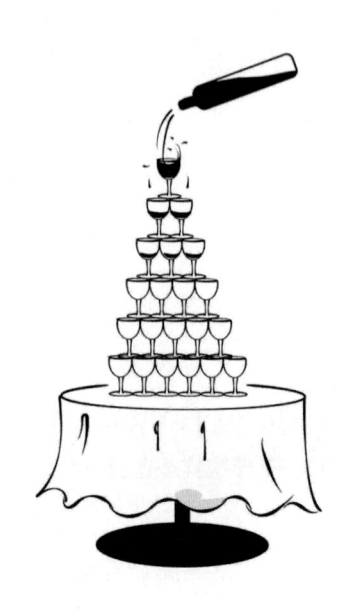

治疗方案的第三程序是打干扰素。药物反应的痛苦是漫长的，但与之相伴的是读书、写书、教书和后来的跳舞。手术后那一年，若言全年都在打干扰素，之后一年也有约三个月的疗程。干扰素带来的痛苦是：发烧、呕吐、耳鸣、浑身骨头剧痛……

出乎意料的是：当肉体极度痛苦的时候，灵感却可以登峰造极。痛苦意外地使若言创造力大增，想象力超常，创作了多部小说。

最难的关卡若言已经度过去了，但不容忽视的是癌症仍然是剥夺生命的头号敌人之一。与她同期患癌的许多朋友都已相继离世。在病友当中，有人忍受不了治疗过程的痛苦，放弃治疗从而放弃了生命。事实上，面对痛苦的态度决定了疗效，决定了能否渡过难关抵达胜利。若能相信自己已经走在正确的道路上，自然就会有耐力忍受疼痛，坚持完成漫长而痛苦的疗程。

对抗癌症是一个艰苦漫长的过程，但若言相信，只有持积极乐观的态度就能走完这"二万五千里"，癌症并不等于死亡。战胜癌魔只是人生中一个新的起点，活出健康、活出质量、活出精彩才是她追求的目标。

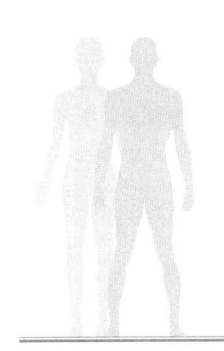

我眼中的中医

若 言

我不是医生，但我的爷爷奶奶是西医。他们一辈子行医，并以此养育了12个子女。爷爷读的医书是英文的，这让我好崇拜。从小到大，我的病痛自然是用西医的方法医治。

直到有一次，一种难以呼吸的剧痛来自身体深处，我被领进中医诊疗室。医生判我菱形肌拉伤，给我扎了针。转眼间，扶着墙、弓着背进来的我，已昂首挺胸健步走出诊疗室。就在那个瞬间，从内心深处我走进了中医。针到病除，这让我崇拜感油然而生。

2003年，因为肾癌，我做了化疗栓塞摘除左肾的手术。之后许多年，伴随我的是，耳鸣、腰膝酸软疼痛畏寒。一年四季我都羊毛护膝，腰条缠身，终于心灰意冷，把心爱的短裙短裤送人。这时，我幸运地遇到了中医博士魏医生，他望闻问切，给我开下药方。一来二去，我的身体明显好转。几个月后，我不但脱下护膝腰带，而且还喜出望外，再度穿上短裙短裤。有趣的是，去药房抓药，那位也给人把脉的药剂师问："给您开处方的医生是研究张仲景的吗？""啊？什么……景？我问问再告诉您。"再去抓药，我给了他肯定的回答。原来，从张仲景到药剂师，都是心意相通的能人啊！

一个三岁多的男孩，前不久，因为打预防针引发了带状疱疹。家长带着他一连跑了两家医院看西医。可能因为孩子小，而且是注射疫苗引发的，医生都不敢贸然采取行动，只说：没有发烧，不要用药，先观察观察。孩子在医院没有得到任何医疗处治，带状疱疹的面积却在扩大，家长非常担心。我便带他们去找魏医生。魏医生耐心、仔仔细细望闻问切之后，给了家长一小瓶外用药，淡定地说：放心涂抹，此药的制作材料均可食用，非常安全。还给家长演示了上药的方法，交代了一些需要戒口的食物及护理要求。抹药第一天，带状疱疹就得到了控制；第二天，疱疹面积开始缩小；一个礼拜后，带状疱疹痊愈。在这个特殊的个案里，中医比西药更有胆识去采取医疗行动，并以安全温和的手段解决了长期困扰人的问题。

个体的成长背景决定了他的价值观，形成了他看待事物的思维模式，而其性格又左右着他采取具体行动的方式。人，之所以成为眼前的人，除了遗传，就取决于他的生活环境，特别是所受的教育。在环境和教育方面，幼年的成长环境以及家庭教育又尤为重要，这会为个体的人生定下基调，赋予其人生以绵延的、弥漫性的色彩。我的成长历程充满了中庸之道的思想教育和惜物感恩的教育，看问题不太容易非此即彼。

西医与中医是各有优势的两种治疗手段

在我看来，西医和中医只是两种各有优势的治疗手段，感恩西医和中医给予我的生命救助和维护。既然是各有优势的治疗手段，那么在具体的情况下，我会按客观条件及个人要求，去计算、比较、选择、取舍。2003年，我不幸患上了肾癌，了解了当时的医疗状况及医疗水平，我首先选择了西医，做了化疗栓塞切除左肾的手术。切除肾脏并不影响外观，如果是要切除一条腿，那我恐怕就不会选择西医手术，因为那不符合我的审美要求，我是那种宁愿完美地死去也不愿残缺地活着的人。于是，先西医手术后中医调理成了我的最终选择。以我当时的病况，化疗栓塞、摘除左肾，可以最彻底地消灭癌细胞，解决癌症中最大的难题——转移问题，是行之有效的一个紧急措施。只是，这一招很猛，出手太重也就伤了元气。接下来的体弱多病就交给中医来治理调养。所以，癌症面前，我采用了中西医结合的治疗办法，各取所长。

西医是革命，中医是改革改良

西医是革命。革命是一种恢复秩序的行为，按照马克思的观点，革命是一个阶级推翻另一个阶级的暴力行动。姑且不论革命成功与否，总会有人被送上断头台，想想法国大革命的画面就清楚了。西医的革命性最明显的表现就在手术刀下，西医治病的一个极端手段，就是把有问题的器官或者组织切除，用这种暴力的行动去推翻那个器官或组织对身体某些功能的统治，再通过代偿的原理恢复身体运作的秩序。

中医是对身体的改革改良，无须暴力地切除身体的问题器官或组织，而是通过药物的、物理的方法，以温和的调理手段、疏通经脉等手段去改善它、修复它，把它调到较理想的功能状态，从而恢复身体的运作秩序。比如，治疗腰椎间盘突出、颈椎间盘突出、骨质增生这类疾病，身边有朋友是用手术的方式去解决问题的。而我的性格是四平八稳、缺乏冒险精神的，非不得已不冒险，于是我采用的是中医疗法，不必大动干戈，相对保守。病况初发时，我去中医院做了牵引、针灸、按摩等治疗。家里买有理疗的机器，平时每天花一到两小时做理疗，加以保养巩固疗效。近年来少有发作，即便发作也不太严重，能维持正常工作生活。

中医讲究综合考量、系统调理

西医，就像小时候父辈们的口头禅：铁路警察，各管一段。分工精细的优点是专业化，目标明确，技术精准。但可能会出现此段不顾彼段事的情况。比如，西医治疗支气管炎，呼吸科让我吃了不少分子结构图颇为复杂的西药，咳嗽症状的确有所抑制，但是胃病发作，需要转科看胃病，因为胃不是呼吸科管辖的地段。考虑到自己破旧不堪的身体，修理此处难免碰坏彼处，就不能要求定点精准专项修理了，还是找魏医生望闻问切去。经治中医一致认为，我的身体问题多且复杂，充满矛盾，需要拿捏精准地综合考量、盘算到位地系统调理。这回魏医生的综合治理办法是，用针灸、拔罐、照灯等止咳、改善睡眠，并配以中药调理支气管炎与胃病，还有我自己都顾不上反应的其他毛病一并治疗。

中医强调养生之道

中医讲究阴阳平衡，《易经》指出：阴阳运动是万事万物的运动规律。太极图就是阴阳运动的哲学投影。围绕阴阳平衡这一主题，派生出养生学，养生实质上可以是防病治病的手段之一，也是每一个普通人都可以参与其中的生活方式，其中饮食疗法和穴位按摩都是实用、有效的做法。长期坚持每天吃三到五颗红枣，可以有调理月经的作用。红枣维生素含量高，堪称"天然维生素丸"，具有调阴补阳、补血之功效。

煲汤是厨房里极普通的一件事，为健康着想，也可以配上中医的药材煲养生汤，比如：三参北芪汤，用鸡肉、瘦肉或者猪骨头配花旗参、太子参、党参、北芪煲汤，有滋补养阴养气的功效。药材若换成丹参、田七、杞子、粉葛、泽泻则有通血管的功能，有益心血管健康。

电视上有教按摩穴位的节目，根据自己的实际情况，我自编的一套眼鼻按摩操，每天早晚坚持做，结果不但可以维护视力，还解决了过敏性鼻炎的问题，感冒鼻塞时做一做这套按摩操，鼻塞立马得到缓解。

注意保暖、运动适量既是一种生活方式也是一种养生方法，年轻时身体相对强壮，抵抗力强，抵御寒冷的能力也强，运动量稍为大些也不觉得有什么不良感觉。随着年岁增长，不良反应会日渐明显。反推之，可见不注意保暖、运动量过大都是对身体有伤害的，应该倍加注意。奉劝年轻人及早认知，提前防御。

中医可以让普通人在一定的范围内对疾病治疗做一点创造性的尝试

西药，说明书上那复杂的分子式，还有不良反应、副作用之类的说明，看了令人心生恐惧，真怕治好了肺弄坏了肾。所以，若不是执业医生有医嘱，普通人哪敢自己随意用药？至于动刀子，那就更不用说了。中药不同，翻开《本草纲目》可见，所用之药有许多就是我们日常食用的东西，非常熟悉，感觉安全，难免会有尝试自我治疗的冲动。在某种情况下，敏感的自我感觉对解除自己的病痛可能有别人无法替代的帮助，在没有危险的前提下，自我尝试、自我治疗也未尝不可。

许多年前，秋冬季我的双手手掌先是深层处可见小水泡，发热微痒，有膨胀感，然后层层脱皮，最后，手掌处于"无皮状态"，稍碰见血，连年往返皮肤科医治未果。渐渐发觉，每逢遇到碱性的东西脱皮就更严重。想起中学化学课本里有酸碱中和反应之说，又受到医生处方药"醋酸可的松"的启发，再查阅《本草纲目》，得知醋可散水气、杀邪毒，决定用食用米醋浸泡双手。开始是尝试性地兑水浸泡，后来见没有不良反应，就不再兑水，而是直接泡醋。结果收到了意想不到的疗效，自己治愈了烦恼多年的顽疾。日后，若遇到手掌有发热微痒膨胀的感觉，就直接抹上食用米醋预防之，从此有了健康漂亮的手掌。

过去的一两年，受过伤的膝盖酸软无力，偶有卡壳，卡时放射状疼痛，以致单腿上楼成了习惯。有一天觉得，追美剧，双手不该闲着，于是开始按摩膝盖。原来膝盖问题，病根可在膝盖外，按压膝盖两侧、后面，向小腿、大腿延伸，均能找到痛点按摩，三个月后，痛点一一消失，膝盖就好了，现在我已可用双腿上楼梯。

总的来说，我对西医心存感恩，依然会按实际需要求助西医，但不可否认，我对中医的依赖越来越多了。

◎ 分享：健康、快乐与智慧

法顶禅师说过："活着的时候应忠于生命，全心全意地活着；死去的时候应忠于死亡，毫无留恋地死去。"我欣赏大师忠于每一种生命状态的态度——尽管它们是两种截然不同的生命状态。是的，痛苦的时候我应忠于痛苦，平心静气地痛苦着，于是，痛苦成了我写作的灵感，创作的动力。

任何一种生命状态都是一种资源，当你忠于它的时候，你所获得的益处也就趋于最大化。当然，要"忠于死亡，毫无留恋地死去"是有前提条件的，这个前提应该是已经活得足够精彩。

怎样才能活得足够精彩？当你"健康—快乐—智慧"时就自然能活出

精彩。

中国文化讲究养生之道，儒家讲养生，道家讲养生，佛教讲养生，中医也讲养生。而总结诸流派的养生之道，不外乎就是追求"健康—快乐—智慧"三重境界。境界到了，精彩便足矣，"忠于死亡，毫无留恋地死去"也就成为自然。

健康应有两重含义：身体健康与心理健康。

现代科学已经为人类身心健康提供了许多资讯，备好了许多条件，作为个体只须根据自身条件加以甄选利用。

我的健康原则是：

第一，尽可能启用自身机能而少借助外力。

当肌肤还处于年轻状态时，我不上美容院；当身体能从正常饮食中吸收足够养分时，我不用药丸式的营养品；当碰到能自我修复的小病小痛时，我不借助药物。

第二，饮食样多量少，甄选所需，持之以恒。

食物多样性能维持营养均衡，数量控制有助于保持体重。每个人体质不同，需求也不同，所以要甄选所需，持之以恒地吸纳。例如，每天五颗黑枣（红枣）、一两只鸡蛋能改善我的周期性问题，就从不间断地吃黑枣（红枣）、鸡蛋，最终养成了习惯，也就可以持之以恒。又如，每天20粒杞子能去结石，我就坚持不断。

第三，保证睡眠。

睡眠对身体有自我修复功能，非常重要！尽可能创造合适的睡眠环境、作息时间有规律、睡前保持愉快平静的心情、良好的营养状态等等都有助于提高睡眠质量。而战胜失眠则可能需要一些比较个性化的办法。凤凰卫视的谈话类节目可以解决我的失眠问题，比如听听梁文道的声音就很好。我觉得文道兄的声音很有安全感，能帮我导眠。我常在《锵锵三人行》中见到他。睡前翻翻他写的书，耳边自然响起他的声音……当书轻落

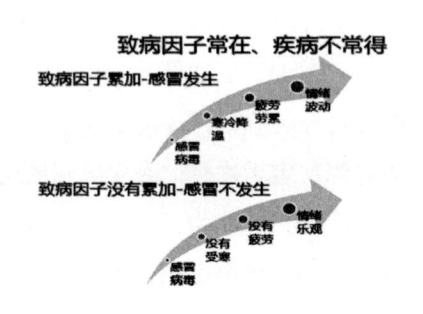

致病因子常在、疾病不常得

致病因子累加-感冒发生

致病因子没有累加-感冒不发生

枕边，便浅含笑意，安然入睡。

第四，运动适合适量。

"生命在于运动"是有其道理的，至少在我身上是成立的。运动项目的选择需要考虑兴趣爱好。运动并非做一时半会就能出成效，它同样需要持之以恒。只有自己喜欢的事情才会经常去做，做起来才不觉辛苦，才有可能坚持下去。除此之外还要考虑是否适合自己的身体状况，例如，对心脏不好的人来说散步就比跑步更适合。再就是运动要适量，过量的运动反而有损健康。

我的运动项目是跳民族舞。首先，我酷爱舞蹈，没有舞蹈我的生活就毫无乐趣，即便在那些不跳舞的日子，我也要从影碟、电视里看舞蹈。其次，跳舞运动量是可以自控的，体力好时把动作做到位，做到极致，运动量就大，否则，动作可以做浅一点，运动量就小。总之，跳舞过程是可以量力而行的。

健康哲学，我认为是对健康的思辨过程，思辨的结果并没统一、标准的答案，但会有相对适合自己的答案。

东方哲学的精髓在于中庸之道，中庸之道的理论基础是天人合一。中不偏，庸不易，持之以恒，保持中正平和。中庸之道也是健康哲学的根本理论。身体的阴阳平衡，新陈代谢的动态平衡，生理与心理的协调性平衡，身体对生活环境的适应性平衡……这诸多平衡构成了健康。在快乐的基调上，智慧地达成天人合一境界的平衡，就是我的健康哲学！

至于心理健康，我看需要三个关键词：爱心、平常心与幽默感。爱心能唤醒灵魂深处的"利他"心理，那是人性中极善良的因素。爱心能使你善待自己、善待他人、善待环境，能从给予而不是索取中得到快乐。所以，多参与公益活动、多做善事，可以在帮助别人的同时增进自身的心理健康。平常心能使人平淡地看待名与利，平静地接受人生中的各种变故。幽默感是生活中不可或缺的调味品，它使生活充满情趣，使自己轻松，也让别人快乐。

快乐以身心健康为基础，其中，心理健康又尤为重要。快乐源于自己的内心，并非完全受外界影响。

养生之道，最高的境界当属智慧。智慧来自冥想，由内心萌发。智慧是一种辨别判断的能力、发明创造的能力，它整合来自外界、存于记忆中的知识，解释生命的本质，解答人生的疑惑，解决生活的难题，是一个没有终极的过程。

达摩禅师说："通过观察内心，可以看透一切。"事实果真如此。

如果人生能达到"健康—快乐—智慧"的境界，生命哪有不精彩的道理？

◎ 医生眼中的若言

若言要我为她的处女作写序，我心底的第一反应就是找错人了。20多年的医生生涯，铸就了用逻辑思维考虑问题的习惯，而文学嘛，要的是天马行空的形象思维，这风马牛不相及的大脑碰撞，能有好序写出来吗？

读过该小说的人都说，这是写你们医院的事，作为肿瘤中心的领导，说说读后感也行。想想也是，在病人眼中，我们是些什么样的人呢？冷血？无情？铁手？追命？哈，我把四大名捕的名字写上了，不过，我们不是追魂索命，我们是追回生命。于是就有了我读这本小说的开始。

若言若言，真是人生若梦。青春好年华，便患上了令人色变的癌症。记得哪一位名作家（是屠格涅夫吧？）说过，死并不可怕，可怕的是等死。是的，无论是谁，我们总有一天要面对死亡，但让一个"为赋新词强说愁"的人来说生道死，这命运岂不太残酷？若言，我服了你，与死神面对面地抗争，你就像在谈旅游、谈生活、谈别人，豁然的心态，对生活的热爱，令你有了战胜病魔的条件。现代医学已证明，乐观的人抗病的免疫能力也高，在你身上得到验证了。

真是惭愧，在若言的眼中，我们这些所谓掌握了医理的医生，离好医生的条件还差得远呢。现在的部分医生，欠缺的正是这种对病人的人文关怀和心理把握。若言，谢谢你，你用你的经历，提醒我们还得努力。

若言，好人平安，祝你健康。

——医生　吴一龙

吴一龙是中国著名的肿瘤专家，曾任广东省人民医院副院长，广东省人民医院肿瘤中心主任，广东省肺癌研究所所长，博士生导师，国际肺癌研究会国际分期委员会唯一中国委员，中国抗癌协会常务理事。

——节选于若言第一本小说《我的生命不能没有你》序言

符医生语录

若言是个开朗的女孩，心态很好，为什么会患肿瘤呢？最大的原因就是不良的生活习惯和过快的节奏，长期日夜颠倒的工作，人的身体根本就跟不上这样的快节奏生活。另外，她当初从事的工作常与化学药品、香精之类的东西打交道……肿瘤的诱发，原因是多方面的。

她手术之后经常发烧，而且很爱讲话，她所谈的话题也很深刻，很有思想，我就建议她将这些想法写成小说。她说这也是她儿时的梦想，她觉得反正自己可能活不长了，便即刻开始写小说。没想到的是，她竟然真的一口气写了20万字。小说发表之后，当时广州各大媒体都来采访，对这本抗癌小说非常感兴趣。像《星岛日报》之类的海外媒体也有转载，一些身居国外、与若言失散多年的朋友还借此与她重新联系上了。

在若言出院时，我对她说了这样一段话：若言你的悟性很高，你现在出院了，我还给你的是一副没有癌细胞的身体，你要懂得去保护自己。如果你自己不去改变生活方式，还像以前那样透支自己的生命，那么你还会再得癌症。

从那之后，她就真的变了，生活变得非常规律，改变了以前的诸多不良生活习惯。所以说，能帮助你远离癌症的只有你自己。

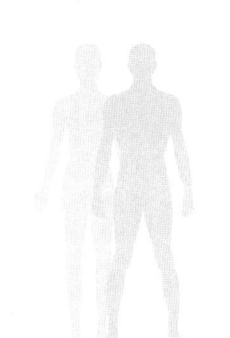

哲学与健康

符致海

现年88岁。广东省委党校离休干部。离休前长期从事哲学教育工作，著有《自然辩证法》等。离休后用哲学思想自我保健养生。

什么是哲学、养生学

哲学就是关于世界观的学问，即人们对世界的根本看法。由于人们对世界的根本看法不同而形成了两种基本派别：唯心论和唯物论。

凡是主张世界的本质是物质的，精神是由物质产生的，物质是第一性，精神是第二性，就叫唯物论；与其相反的观点就叫唯心论。

什么是唯心论呢？主张什么都是由心（思想）产生出来的，佛教禅宗六祖惠能（广东，新兴人），他本是个火头军（厨师）。有一天，他路过寺庙门口，听见庙内和尚在辩论"风动还是幡动"，正辩论得激烈时，他插了一句：既不是幡动也不是风动，而是心动，"你心不动什么也不会动"。他非常形象地说明了什么是唯心论。此外，他还有一首经典的偈句："菩提本无树，明镜亦非台。本来无一物，何处惹尘埃。"更是非常哲理地表达了他的唯心观点，充分体现了"一切皆空"的佛教思想，真不愧继承了五祖大位。此外，法国作家笛卡儿也有一句名言"我思故我在"，也是准确地表达了唯心论的观点。

哲学除了两个相反的派别外，还有两个相反的基本观点和方法论，这就是形而上学和辩证法。凡主张事物是静止和独立的，就叫作形而上学；与其相反，辩证法主张事物相互联系的不断变化发展，其变化发展的根本原因在于事物的内部矛盾（对立统一）。希腊有一位哲学家叫赫拉克利特，有一句名言："人不能两次过一条河。"为什么呢？因为你第二次再过，河水已经流动变化了。所以，后人都尊称他为辩证法的奠基人。

正确的哲学观点应该是把唯物论和辩证法有机地结合起来，叫作辩证唯物论，这就是马克思主义的哲学。

马克思批判地继承了费尔巴哈形而上学唯物论，又批判了黑格尔的唯心论，取其合理的内核——辩证法。马克思曾形象地指出费尔巴哈批判黑格尔，如同倒脏水时，连盆内的孩子也一起倒掉了，即把黑格尔的辩证法也丢掉了。这一经典历史经验告诉我们，批判应当是辩证地扬弃，既批判但又承认精神对物质的反作用。辩证法认为，事物是变化发展的，但同时又承认静止的相对性，承认事物发展的根本原因是事物的内部矛盾，同时又不排斥外因的作用，但外因要通过内因才能起作用。

那么什么是哲学养生学？哲学养生学就是运用哲学的观点和方法论，去解决养生的问题，使人们健康长寿。从哲学的观点来说，人体就是客观存在的矛盾统一体，它的生长和发展依赖自身的内部结构和功能，但它又不能离开外部环境和条件，因此自身和外部环境构成内因和外因对立统一。

科学与医疗

人生病了，要看医生，住院治疗，这和哲学有什么关系呢？我认为，不但有关系，而且关系很密切，尤其是一些大病、重病和疑难病，在治疗过程中，能运用哲学的观点和方法加以指导，其结果大有不同。下面针对结核、癌症、心脏病是否需要进行手术，精神对病情有什么影响，结合我自己的经历谈点体会，仅供参考。

1956年，我在武汉工作，当时国家物质条件差，没有建立每年定期体检制度。有一次我参加拔河比赛，之前不知道自己的身体有情况，在拔河的现场就吐血了，但我都不当一回事，以为是一般感冒，所以还继续上班。到第三天，病情恶化才入院治疗，当夜就住单独病房，专门护理，但还是吐血，几乎处在生命的悬崖边缘。

第二天早上，就转送普通的三人病房。一大早，院领导还专门来看望我，所以我情绪非常好，很快活，还和医生谈笑风生。其实领导一早上就来看我，并非什么好事，是当时医院发出了病危通知书所致（我事后才知道）。

我在湖北医院住了一个星期。同房的有两位病友，一位是老人，一位是中年人，都先后去世了，唯有我的病情稳定。于是医院决定将我转到武汉结核病医院专门疗养。在武汉结核病医院不到三个月，由于病情好转较快，医院告知我可以出院，认为我的病很快好转，且非常罕见。医院还要我介绍治病的经验，我说一是你们护理得好，二是我很乐观，没有后顾之忧。的确是这样，医护人员对我无微不至地热情照顾，有时与我谈话连口罩都不戴，这使我很感动。医护人员都不怕传染，我还怕什么！因此我在医院时感动之余，还写了一首歌颂医生的诗歌，只是一时记不起，如果还能找到原稿即附后，以表感谢和纪念。

出院后，我还同他们保持联系。出院之初，每周还须回院复查，几乎每次回院他们都要请我吃饭，甚至有时个别人还到单位探望我，给我很大的安慰。

当时肺结核如同现在的癌症，几乎是不治之症，而且是传染病，任何患者对其都是不寒而栗的，可对我来说，好像是一种例外，几乎没什么忧虑，没人嫌弃我，尤其是升学更为顺利。1959年考入中国人民大学哲学研究生，入学前，在武汉体检时，旧病灶都没看见，到了北京入学时，再次体检，发现旧病灶，但已钙化，即痊愈了。几十年来，直到现在都没有复发。

由此可见，意识对物质的作用也是很大的，心情愉快、乐观，对病情有好的作用，这就是哲学的魅力，精神的威力。

但意识也可能起反作用，使病情更容易恶化，比如说癌症，家人和医生往往不告诉本人，怕起反作用，使患者恐慌，使病情迅速恶化。据有关统计数字，1/3的患者由于治疗不当而死亡。我单位有一个同事，她是上海姑娘，得了乳腺癌，因为她的家人在上海，所以不在湖北做手术，而回上海做手术，又因为与医生是熟人，而要求医生少割一些，结果后来癌细胞迅速转移，导致病情恶化而死亡。按唯物论的观点，应该先从病情的实际出发，实事求是地该切除多少，就切除多少才对。1/3的患者由于治疗过度而死亡，这也有实例可以证明。最近媒体报道，上海有个癌症患者由于化疗过度而死亡。1/3的患者是由于恐慌而死亡。我们单位有个同事患肝癌不到三个月时间就去世了，还未经手术就先走了。这与肺结核不同，意识对其作用，往往是反作用多，可能也有50%不好的作用，但是有好的作用，如有的癌症患者已坚持了二三十年，还健在。所以哲学的观点，应该是具体问题具体分析，因所患病症而异，和患者思想状态有关。总之，患者应坚持泰然、乐观的态度为上策。

第三种情况是关于心脏病如何治疗，该不该做手术的问题，我也经历过。

2010年6月，一天早上起床，我突然就不能走路了，本来这天是准备外出旅游的，但只好住院治病了。首先经过输液、吃药加理疗等处理一个星期后，一天早起后突然发现走路的问题没了，但经检验心脏和血液有问题。主要是心内膜炎，经过几次，转科仍未能全治好，于是主治医生建议我转心外科做手术可能好得快些。经过三思，我还是不同意做手术，结果几位老专家来会诊，是否做手术他们没表态，医生又征求我儿子的意见，儿子明确表态，"还是以我爸的意见为主"。结果经过两个月时间的治疗，我出院了。当时我同医生说，既来之，则安之，耐心等待吧！你认为我什么时候能出院我才出院，出院后不久（也就几个月的时间）再去复查，什么心脏病都没有了，连原有的病灶也不见了，可能又是一个奇迹。

那么当时我为什么坚持不做手术呢？主要是我的直观感觉和从哲学的观点加以分析后得出的结论，结果证明我的感觉是对的，为什么呢？

第一，自己是自己最好的医生，因为自己是身体的第一感受者，这是任何人都不能替代的，虽然我患有多种慢性疾病，但都在自己可以控制的范围内，既能吃，又能睡，自我感受良好。为什么要去动刀动枪呢？所以动不动手术，以自己的意见为主是正确的，符合自己身体的客观实际。其次，从辩证法的观点看，自己的感知属于内因，别人的意见属于外因，外因通过内因才能正确反映客观实际，所以也应当以自己的意见为主，我属于高龄患者（当时83岁），各种器官的功能已走向衰老，但还是相互联系的统一体，仍然可以起到"拨四两而动千斤"的作用，何况心脏又是五脏之首呢。万一出了问题，那可能会遗恨终生，可见从实际年龄来看，高龄老人不同于年轻人，两者是质的区别。所以是否做手术，应该是慎之又慎才对。

第二，从方法论的观点看，医学既然是一种黑箱理论，又是一种未来学，在手术之前就要变黑箱为白箱，这一点还远未搞清楚，何况手术之后，未来会是怎样的呢？还未有确切的预见，总之如何治疗，是否动手术，不仅是医学的问题，还应借助哲学的观点加以分析和研究。

以上是我以哲学和方法论的观点分析肺结核、癌症和心脏病的情况和问题，以及精神对病情和治疗所起的影响和作用。

0.8理论与养生学

首先谈谈什么是0.8理论。从哲学的角度理解，0.8理论是客观事物发展过程的最优状态。因而它也是唯物辩证法，质量互变规律的补充表达。

我们知道事物的发展是由量变到质变的，当事物的量变发展到临界线（度）就会发生质变。

例如，物质随温度的变化呈现的三种状态。如水的温度升到100摄氏度时，液体变成气体，当其降到0摄氏度时，它就变成固体。可当物发展到0.8状态时，仍处在量变阶段，仍不会发生质变，它亦是事物发展的最佳状态。

因此，我们做任何工作以及生活情况都应争取达到0.8状态，如日常生活中，我们吃饭只吃八分饱，就是最佳的，如完全吃饱了肚子就会胀，消化不良，就会生病，但达不到八分饱就饿肚了，长期如此，就会营养不良而导致贫血，如果是糖尿病人，就会出现低血糖。

以上就是以吃饭为例说明0.8理论，它是有普遍意义的理论。

下面就从0.8理论的自然、社会政治领域的方方面面和反面作用来说明其方法论意义，以指导养生的普遍性。

0.8理论对老人养生有非常重要的作用。我统计和分析了一下，为什么比我年龄小，已先走一步（过世），说明他们都犯了一个违背0.8理论的致命错误，这里最具有代表性的人物，就是我在中南矿冶学院（现改名为中南大学）的同事。我在长沙时就发现他为了"自然辩证法"这门学科和专业机构，不辞劳苦，到处奔波，虽然他的工作对于在湖南建立"自然辩证法"学会起了很大作用，可谓是功不可没，但可惜走得太早了。可见，0.8理论在他身上没有起到应有的作用，如此例子还不少，这里不一一列举了。

环境与养生学

从唯物论的观点看，人的生存和成长都是在一定的环境中，离开了自然环境就不会有人类，那么人和环境又是怎样的关系呢？从辩证法的观点看，就是对立统一的关系，所以人和自然都是处在永恒的矛盾中。一方面，环境是人类生存的基础，但反过来，人也会影响环境，甚至改造和创造有利于生存的环境，由于科学的发展，人们不但改造人类的故乡——地球，甚至还将目光转向月球，希望和嫦娥共饮桂花酒，并且在火星上寻找生命和外星人。

养生和环境的关系虽然有多样和远近之分，但它仍有主次之分，与人的生存最为亲密的不外乎如下几种：空气、水源、衣食住行等各方面。因此，我们把这几个方面对人类养生的作用搞清楚，分清其主要的和次要的关系。首先，环境对人类生存和健康长寿无疑是起关键作用的，其中空气和水源是很重要的要素……空气和水是生命之源，离开它们，人类就活不成。

其次，当然是衣食住行了，这几个方面对寻求长寿养生的老人尤其重要。就目前来说，我国仍是一个发展中国家，人均收入还很低，排在世界的第67位（2017年），还有2亿多人未脱贫，要达到理想的境界差距还不小，那么怎样才能实现"中国梦"达到丰衣足食，优化住行之美梦呢？

首先，要从中国的实际情况出发，一是资源（物质）；二是人口（物力），即是否有人口红利；三是路线方针、政策（是第二性的东西）如果实行及正确的话，就能发挥很大的威力，反作用于物质；四是科学技术。这四个方面做好了，"中国梦"就不难实现。就目前情况来说，资源与人口之比还是缺乏的，比不上俄罗斯（石油）和澳大利亚（铁矿），人口红利也差不多用尽了。科技还处在迎头追赶的阶段，是可以达到预期的目的。最后是路线方针，改革开放的措施，这方面是我们最大的优势，比起西方来优越得多，在现有基础上加以改进就是了。

其次，建立一个理想的、优化的社会。我国的目标是共产主义社会，这是我们的理想。革命导师和前人已为我们想好了，但马克思主义不是教条、空想，而是非常现实的，是在矛盾斗争中才能实现的，并不是前人种树后人乘凉，那么简单坐享其福，无所作为就能解决的。总之，这是我们的理想目标，但不能替代现实社会。那么应建立什么样的现实社会呢？我认为应该建立一个"中间大两头小"的社会才好，只有这样的社会，才能稳定、长久。

爱情与养生学

什么是爱情？什么是养生？从哲学观点看，各自本身都是对立统一体，两者之间也是对立统一的关系。

爱情和婚姻的对立统一是建立在男女对立统一的基础之上，但它也不是一般的对立统一。可以说其统一性是矛盾的次要方面，其对立是矛盾的主要方面。为什么呢？因为从中华传统文化看，男女之间是授受不亲的。有一次我在广州舞厅同一位女士打招呼，对方突而其来地说："我不认识你呀！"当时我也很机智地回答她一句"我又没说你认识我啊"，其实，这也就认识了，"可不可以请你跳舞呢？"通过这件事和中国习俗，我就把男女关系的对立面视为矛盾的主要方面。但在外国不一样，20世纪90年代，我曾在墨尔本和卢森堡见到一些女士，很好奇，就请她们合影，她们不但立即答应，还很热情。在街上或者在远处见到女士们都可以随意打招呼，甚至有时她们还很调皮地给你一个飞吻。有一次，我在意大利路过米兰，正逢假日，就参加当地主办的舞会。一些舞伴很热情、亲切。可见，外国的男女统一性可能是主要的。

至于爱情和婚姻的男女关系，对立面的统一当然是主要方面，不然怎么结成伴侣呢？当然，也有对立的时候，但却是暂时的，易于化解的。所以夫妻关系是"床头斗床尾和"，"一日夫妻百日恩"等说的就是其对立面是次要的，统一是主要的。

家庭关系也是一样的，"夫妻同心，黄土变黄金"，可见，爱情力量的伟大及其对养生的重要作用。

爱情是对立统一体，也属于物质和精神的对立统一，只有性，无情或有情，无性就不能构成爱情的统一体，更不会创造生命和延长生命。可见，美满的婚姻、幸福的家庭、亲密的爱情，就能促成生命的诞生和延长，这是其他矛盾不能替代的，它对养生的意义重大。

那么家庭对养老又有什么优越性呢？2015年5月25日，河南省平顶山地区发生了一桩惨案，一家养老院发生了火灾，烧死了39位老人，因而引起一场争论：是否还能住养老院呢？按专家的意见，应该是按照实际情况各取所需，但我的见解是依照中国传统文化看，居家养老应是主要的形式。养老院再好，再现代化，都不能替代家庭的作用。我认为，有两点再好的养老院也不能替代家庭的作用，一个是"乐"，一个是"亲"。天伦之乐，养老院有吗？血源之亲，无论如何，血总是浓于水的，养老院有吗？

以上可见，爱情、婚姻、家庭对养生的重要性了。

但不同的爱情和婚姻观，对养生的作用是不同的，理想的爱情婚姻观，对养生所起的作用是积极的、正能量的，而不好的、不理想的爱情和婚姻观所起的作用恰好相反，是消极的、负能量的。

由于社会发展的不平衡，经济模式的多元化以及民族习俗的不同也必然反映到爱情和婚姻模式上来。据我了解，它的模式大概有如下类型：奉父母之命，门当户对型；唯情型，唯财型，唯美型；一见钟情型；放寮型，捉妹型，走婚型，不落夫家型……那么这些类型是否可取，是否合理呢？哲学大师黑格尔说过"存在就是合理"，既然它是客观存在的，就有一定的必然性和合理性，但并非理想性。

那什么是理想型的爱情和婚姻观呢？我认为，应该是0.8型的爱情观，因为这种观点符合0.8理论的客观规律和事物的优化状态。

爱情是否成功和满意，仍然是要按照0.8理论来衡量和实施的。所谓0.8型的爱情观，就是对爱情的要求不能太高，样样都优秀、什么都满意，这是不可能的，只达到八成的要求就很好了。这种爱情观把它具体化，可概括为"爱情=魅力+自信+主动"的公式。所谓魅力，就是一方要有某些特点和优点去吸引另一方，而不能全面要求对方什么都好。所谓自信，是起码的起点。如果这一点都没有，那就等于放弃。所谓主动，这一点非常重要，不少人因为不能主动而错过了机会，成功不了，所以主动不但是成功的效率问题，更是爱情的本身。在我看来，主动就是一种爱的魅力，如果在那里"守株待兔"，不但难以成功，而且是没有爱的观念的表现。按照中华传统文化，应该是男主动追女，但是按照辩证法的观点，是不对的，是不符合对立统一的。因为事物是相互影响和相互促进的，所以客观上是没有绝对的追求者和被追求者。当然男女的追求方式是不同的，不能以此来否定女方的主动。所以在此问题上，既应该提倡男女平等，又应该尽量发掘其形式的特点和多样性，这才是丰富多彩的爱情世界。

从"爱情=魅力+自信+主动"的公式看，它充分体现了对立统一。"魅力"属于客观范畴，"自信"和"主动"属于精神范畴，两者对立统一的公式当然是完美无缺的，不仅有理论依据支持它，而且实践也证明了它的正确和理想。我们以张学良和赵四小姐的爱情为例看：这一公式中的三要素最终战胜了三种困难……张学良有比他大六岁的门当户对的爱妻，加上赵家人的极力反对，甚至登报脱离父女关系，再加上他们的年龄差距，但他俩坚持了0.8理论，最终取得非常明显的效果，在我看来，如果没有赵四小姐对张学良的爱，他在孤独寒冷的软禁环境中是不可能活到超过百岁的。

爱情对养生的作用与影响是多方面的，它既能起积极作用，也能起消极作用，这要看哪类爱情和家庭了。爱情和家庭的种类，概括起来有以下几种：

第一种类型，叫作黄金似的钻石型的婚姻。它对养生起的作用是最好的，正能量的，夫妻之间关系统一性是主要的，这种家庭里夫妻二人往往能白头到老，其影响养生和长寿应该是第一位的。

第二种类型，叫作柏拉图式的爱情或长期分居的家庭。我有一位同学，读研究生三年，同一个进修一年的女同学在校恋爱，女方先离校，男方后毕业造成两地分居。但等到男方毕业后，还是长期分居，因为男方在上海工作，女方在外地，一般而言，上海人是不愿离开上海的，上海户口控制很严，外地媳妇很难调入。从哲学上讲，他们的统一性越来越少，这是不符合辩证法规律的。长期如此发展，只好以分离而告终。

第三种类型，叫作1+1远远大于2，或者叫作多子女型家庭。这种家庭对养生起不到积极的作用，反而起反作用。这类家庭往往发生在第三世界的贫困家庭，我国情况较普遍，但不是很严重。我在海南有一个同龄兄弟，生有一男六女，结果他采取了居家养老的模式，子女们有钱出钱，有力出力，结果显然不是很理想，但也能享受天伦之乐。越南的情况就差得多了，我在越南有一妹一弟，妹妹在农村生有一男多女，共有十余人，结果虽也活到古稀之年，但生病没有一个孩子送她到医院治疗，最后只好求助于我，我只好派儿子带钱到越南为她治病。我弟弟的情况就更差了——因为生活在胡志明市，生活费较高。他生有六男四女，为了养活全家，自己除了做厨师，还要当出租车司机，结果因家庭困难和劳累，到60岁就归天了，可见多子女家庭养生往往出现负能量。

第四种类型，叫作四不统一或四不负责的家庭。这类家庭多处于极端矛盾和危难中，西南某省份有一家留守四个儿童，大的13岁，小的5岁，由于爷爷奶奶已过世，外公外婆年纪太大，爸爸在外地打工，妈妈跟人出走，导致四个留守子女危难苦闷，看不见前途，而走轻生之路。以上几种类型的家庭对养生具有不同的作用，甚至会起相反的作用。

内因和外因的关系与养生学

人类自身就是一个复杂的矛盾统一体，但因它生存的环境又构成内因和外因的关系，养生就是这种辩证关系的统一，两者如果不统一就达不到养生的目的——健康、长寿，就会产生矛盾，甚至会生病。下面我们以运动为例，说明内因和外因的关系。不少学者都毫不怀疑运动就是生命，这个命题是否正确呢？要看你是如何理解了。如果你辩证地理解，运动是绝对的，静止是相对的，而它是运动的一种表现形式。当然，运动就是生命，离开了运动，就没有生命，但如果你把运动和静止绝对对立起来理解，那就不对。例如乌龟是最不爱运动的一种动物，就是运动也是慢动作的，但它的生命较其他动物都要长。以运动为例，人们对运动的强度、速度、形式等都应当根据自身的条件、年龄、体能等情况来决定。如果内外因统一了，就会促进健康，达到养生的要求。我本来每年夏天都游泳，以求健康，但在2010年夏天的一次游泳中就发生了内外因不统一的情况：水温和体温不统一，游完了就感觉有些冷，因而感冒生病了。再一次是单杠运动中，过快、过累，第二天起来就走不了路，得住院治疗，这能算作生命在于运动吗？运动强度要和身体的内因相符合才算是生命和健康吧！所以，养生的要求应当是身体内因和外因的统一，如果不统一就达不到养生的目的，甚至会生病。

为了做到内因和外因的统一，首先应当把身体的内因搞清楚，把黑箱变成白箱，这是第一步。体检能把内因搞清楚，这样才能对症下药，依据体检的结果，决定衣、食、住、行以及做什么运动，才能达到养生的目的。

内因和外因的关系，前者是主要的，后者是次要的，外因通过内因起作用，因此要做好健康养生就自身的情况（内因）确定吃什么营养品，做什么形式的运动。一般来说，按照年龄选择运动形式，28岁以前适于竞技型运动，28岁至49岁之间以体能型运动为主，50岁以上进入中老年期，就应以功能型为主，这就是以年龄（内因）的变化情况，来选择运动形式（外因）。可见，研究内因和外因的对立统一关系对于养生的重要意义。

身体健康和生活中的"吃"也是内因和外因的关系，吃东西补充营养，消化、吸收就是外因通过内因的作用而使人健康成长，这是内外因辩证的重中之重，因而有"民以食为天"的典型语句。

谈吃对养生的意义，在这里不得不谈谈汇率、价格对生活的影响。20世纪90年代我去澳大利亚探亲，途经我国香港，在香港吃一碗面25港元，在澳大利亚吃一碗越南粉，要5澳元，如果按照当时的汇率计算，在香港贵些，到澳大利亚就更贵了。和国内比，相差5倍（当时国内一碗越南粉才5元），当时澳币与人民币的比值是1:5，也就是说国内生活和养生比国外养生要便宜得多，但是在国内要吃西餐如麦当劳、肯德基就要贵得多，但奇怪的是，贵的西餐却人挤人，便宜的中餐反而吃的人少。在国外旅行也是这样，90年代我出游欧洲八国18天当中，几乎天天吃中餐，只有在罗马吃了一餐渴望已久的意大利餐，真是应该谢谢导游小姐了。这餐算是罕见的尝试。

为什么国内外中西餐价格有如此差别？归根结底，我想还是崇洋媚外的观念作怪吧！

在20世纪，国人的崇洋媚外集中表现在一句典型话语上，就是"外国的月亮比较圆"，然而从现在的情况来看，这句话好像言中了。这就是因为中国的崛起——工业化、城市化、汽车化而造成空气污染，雾霾多了。现在的崇洋媚外尤其集中在衣、食上，尤其是年轻人，追求时尚，就是西餐价钱高一些，也愿排长队等候。可见要提高养生水平，还应该克服崇洋媚外的错误思想才对。

以上所说的汇率、价格等原因，乃是外因，它对养生所起的作用还要通过改变内因（崇洋媚外思想）才能起作用。

本书就此搁笔，错误、缺点在所难免，只为抛砖引玉，仅供参考。

敬请指教！

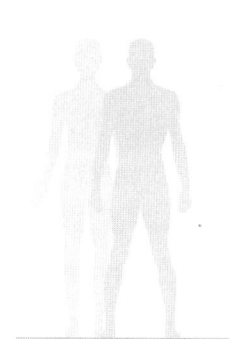

癌症为何如此可怕

黄晓红

> 黄晓红，广东省人民医院内科副主任医师，体检科副主任。从事内科临床工作20余年。曾经历急诊科8年，防治科2年，体检工作14年。积累了较成熟的全科医疗知识和临床诊断技巧，特别是在预防和干预各种慢性病的发生，指导各类高危人群防病治病方面有较丰富经验。同时对体检业务开展与流程规范有独到的见解与经验。

癌症的可怕之处就在于它的复发与转移，如果没有这两样，它就会像感冒一样，没有什么太大的威胁。

癌细胞并非外来之物，而是由体内原有细胞变异而成，而且，它的变异系统与正常细胞的生长系统极其相似，防御系统根本无法识别。这样癌细胞就拥有数以年计的漫长变异累积过程，而不被发现，直到出现肿瘤，爆发癌症。

人的身上每天都有变异细胞产生，正常情况下，这些零落不成军的变异细胞可以被免疫系统的吞噬细胞消灭。但是，如果抵抗力下降，免疫力不足，"漏网之鱼"就乘势壮大，乘机扩散。如果一直处于亚健康状态，虚弱的身体长期没有转机，那么，在变异细胞可以兵团作战时，其复制功能之强以及扩散速度之快，可以发展到难以想象的地步，事情至此，人就未必能赢它了。

癌细胞的可怕之处还在于对人体营养的掠夺，它毫不客气地吞噬身体内的有限资源，具有很强的侵略性，就像盘根错节的树根，能穿岩破土，势不可挡，无限延伸。癌细胞就是这样肆无忌惮地扩散，可以侵蚀人的每一寸肉体。

身体上由于细胞的失控增长而突然长出来的肿块都叫肿瘤，不过，肿瘤有良性肿瘤和恶性肿瘤之分，而我们所说的癌就是恶性肿瘤。早前人们认为，人体有三个部分是没有肿瘤的，即头发、指甲和牙齿，但后来发现，连指甲上也存在肿瘤。所以人体的任何部位都有可能长肿瘤，而癌就是突变的恶性肿瘤。并不是说良性肿瘤就不需要医治，这就好比一块石头，放在山上或许觉得没什么，但出现在马路中间，就要出大问题。所以，一概忽视良性肿瘤的存在并非明智之举。

如图：

细胞变异模型图

患癌症的主要原因

凡事皆有因果，正所谓种恶因得恶果，癌症也是如此。在这个谈癌色变的时代，引发癌症的诱因实在太多太多，除了难以避免的、不由自己决定的遗传因素之外，大多数因，归根结底，都是人们自己酿成的。

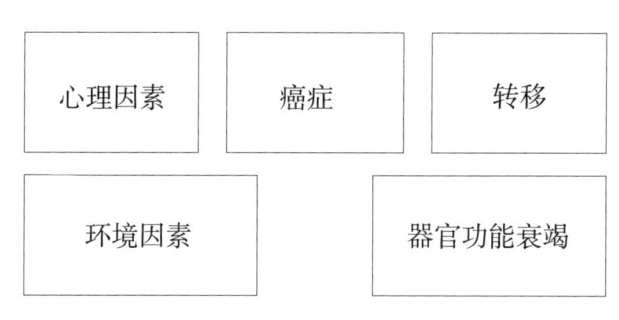

```
                    ┌─────────────────┐
                    │  遗传和自身因素  │
                    └─────────────────┘

  ┌──────────┐      ┌──────────┐      ┌──────────┐
  │ 心理因素 │      │   癌症   │      │   转移   │
  └──────────┘      └──────────┘      └──────────┘

  ┌──────────┐              ┌──────────────┐
  │ 环境因素 │              │ 器官功能衰竭 │
  └──────────┘              └──────────────┘
```

图片参考《肿瘤患者心理变化及探索》

人为什么会得癌症？看到这个问题，大多数人的第一反应肯定是："天知道，就像中彩票一样，突然间就得了。"真的只有天知道吗？当然不是，其实答案就在人们自己身上。任何事物都有其发生、发展、演变，从量变到质变的过程，肿瘤也不例外。就像江河湖海的形成，它们是通过无数小河流的分支汇集在一起而形成的。肿瘤则是通过生活中无数小细节引发的危害，积累而来。具体可归结为下图几个方面：

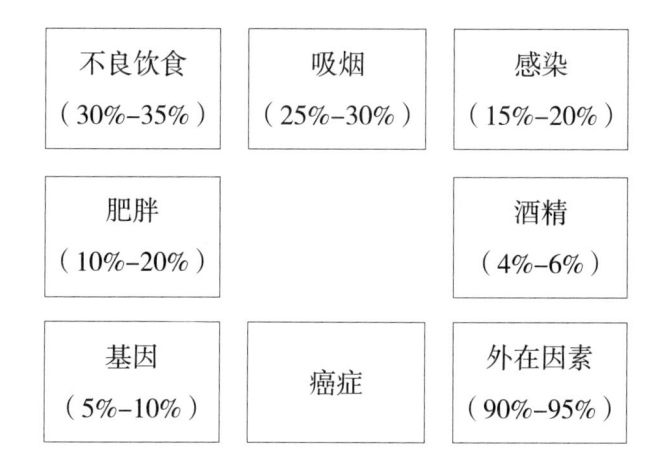

```
┌──────────────┐   ┌──────────────┐   ┌──────────────┐
│   不良饮食   │   │     吸烟     │   │     感染     │
│ （30%-35%）  │   │ （25%-30%）  │   │ （15%-20%）  │
└──────────────┘   └──────────────┘   └──────────────┘

┌──────────────┐                      ┌──────────────┐
│     肥胖     │                      │     酒精     │
│ （10%-20%）  │                      │  （4%-6%）   │
└──────────────┘                      └──────────────┘

┌──────────────┐   ┌──────────────┐   ┌──────────────┐
│     基因     │   │     癌症     │   │   外在因素   │
│  （5%-10%）  │   │              │   │ （90%-95%）  │
└──────────────┘   └──────────────┘   └──────────────┘
```

一、基因

遗传因素是引发肿瘤的基础。研究发现，大多数肿瘤的形成几乎都伴随基因（如癌基因或抑癌基因）的突变，这种基因突变是无法预防的，可能是与生俱来，也可能是由后天因素促成的。例如，在中国，为什么鼻咽癌发病率最高的是广东地区？除了环境因素，最重要的是受到基因的影响，即使广东人去到其他城市或国家，鼻咽癌的发病率依然非常高。当然，同样是肿瘤高发人群，如果处于不同的环境，由于诱发因素的改变，肿瘤的发病率又会有所变化，或降低，或升高，因此可以说基因是肿瘤发生发展的内在因素。

对于基因突变引发的肿瘤，我们唯一能做的，就是提前进行基因检测，发现易感人群，尽早采取预防措施。而对于某些可预测的家族性遗传性肿瘤的个例，甚至可以采取一些非常手段进行干预。例如著名影星安吉丽娜·朱莉，她生在乳腺癌高发家族，由于带有突变的乳腺癌基因BRCA1，罹患乳腺癌和卵巢癌的概率极高，因此，在肿瘤还没产生之前，就直接将乳腺组织切除。可以说，这是从根本上铲除了癌细胞滋生的土壤，没有了土壤，肿瘤自然也就无法生长。

再如大肠癌也是家族性遗传倾向比较高的癌症，有遗传性结肠癌（林奇综合征）或家族性腺瘤性息肉（FAP）的人群，就要经常进行体检，一旦发现肠息肉就要将其切除，以免产生癌变，甚至对于多发息肉的肠段，也可以采取预防性切除。即便如此，仍然要定期做一些检查，看看是否有新的息肉长出，尽量做到及早发现，及早治疗。

二、外在因素

1.环境

随着经济发展，环境受到不同程度的破坏和污染，环境对于癌症的影响越来越大，人们常常无意间就接触到有毒物质、放射性物质、病原体等，在不知不觉中患上了癌症。

譬如肺癌，目前已经成为全球发病率最高的恶性肿瘤，尤其在工业、经济发达的国家和地区，发病率明显增高，其中空气污染、吸烟是罪魁祸首。

1986年，苏联切尔诺贝利核电站发生泄漏事故，由于放射性物质的污染，已经导致了超过9万人死于癌症，至今仍然还有很多甲状腺癌、白血病患者面临死亡威胁。

在中国，肝癌的发病人数占全世界的55%。其实肝癌的诱发因素有很多：有的是酒精性肝硬化引起的肝癌，这在国外最为常见；有的是病毒性肝炎诱发的肝癌，也就是由乙肝或丙肝等所致。在中国为什么会有这么多肝癌病人呢？最大的原因就是乙肝。中国80%以上的肝癌病人，都是因患上乙肝之后而引发的。

对于肝癌这类与病原体相关的肿瘤的预防，我们第一步要做的就是先预防乙型肝炎，从儿童时期就开始打疫苗，减少乙肝的感染，从源头上防治肝癌的产生。若是不幸患上了肝炎，要积极治疗，防止疾病向肝硬化、肝癌转化。

再如宫颈癌也是妇女高发的恶性肿瘤，而发病源头就是人乳头状瘤病毒的感染。由于时代的不同、思想的开放，一个女性拥有多个性伴侣的情况越来越多，因此导致人乳头状瘤病毒传播感染的机会增加，宫颈癌的发病率也随之越来越高。为了预防宫颈癌，除了从行为上减少病毒的感染机会，医学研究者也已经研制出了一种预防人乳头状瘤病毒感染的疫苗，希望能够通过减少病毒感染达到预防肿瘤的目的，这种疫苗目前已经开始临床应用。据报道，香港明星蔡卓妍也首试螃蟹，成为香港第一个使用者和该疫苗的代言人。

2.生活习惯

除了环境，个人不良生活习惯也是癌症产生的重要因素。据研究分析，有三分之一的癌症与个人不良生活习惯密切相关。也就是说，如果我们能从生活方式入手来预防肿瘤，那么就可以减少三分之一以上的肿瘤发病机会。即便是已经有癌前病变的患者，只要能恢复正常的生活方式，发病的机会也能大大降低。

癌症本是一种老年病，但由于各种因素的影响，现在中国癌症发病率已大幅度上升，而且发病高峰年龄已经提前，50到60岁的中老年人已成为主要的癌症高发人群。甚至儿童和青少年的癌症发病率也在逐渐上升。

曾经，有一个患者，40岁左右的东北大汉，仗着自己身体底子好，长期处于无节制的生活状态，暴饮暴食、喝酒、吸烟、熬夜……几乎所有对身体无益的事，他都做了。烈酒海量、吸烟不断是每天的事，可以想象对食管的损伤。夜晚的消遣是上网玩游戏、打麻将，边玩边继续抽烟，三餐不定时，消夜是常事。偶有身体不适，扛扛就过去了。如此这般，连续两三年身体都得不到好好休息，体力始终不能恢复。他满以为，健壮的身体可以抵御一切疾病。不幸的是，当他发现自己患上食管癌时，已经是晚期了，虽然经过近八个月的治疗，最后还是痛苦地离开了这个世界。

河南林县和广东潮汕地区是我国食管癌的高发地区。林县之所以有众多食管癌患者，可能与当地的土壤和水源等环境有一定联系，另外，与当地居民喜食酸菜也有关，因为在酸菜中含有大量的亚硝酸铵，这是高致癌物质。广东潮汕地区，人们喜欢吃含大量亚硝酸盐的腌制食品，喜欢喝滚烫的工夫茶、热粥，这都对食管黏膜有很大的损伤，这样的生活习惯便带来了食管癌高发的危害。

　　肝癌除了与前述的肝炎有关系，也与不良的生活方式有很大关系。广东顺德地区肝癌发病率较高，发病原因就与饮食习惯分不开。顺德是华支睾吸虫（也称肝吸虫）的高发区，很多人喜欢生吃池塘里养的鱼虾，而这些鱼虾正是华支睾吸虫的宿主，鱼虾未经煮沸就吃，肝吸虫便活生生进入人体并寄生于肝脏，从而诱发肝硬化、肝癌。

　　其实，生活中很多小型危害我们都知道，大家心里都很清楚那些东西是有害的，但由于暂时没有在自己身上看到明显的后果，总觉得能过去就让它过去了，这便是中国人内心麻木的表现。例如一次性饭盒，大家都知道它的危害性，广州曾经也禁用过一段时间，可没过多久又放松了。这是为什么？因为人们对它的需求太高了，它几乎已成为现代人生活中必不可少的部分，即使知道它是有毒的，但为了方便，也就顾不了那么多了。人们总是抱着侥幸心理，总是想：管它呢，反正大家都没事，有事的话，肯定就都有事。

　　长此以往，大家都陷入一种病态的麻木中，总是认为疾病离自己很远，直到真正暴发时，才追悔莫及。

　　就是这样，诸如此类的小型危害，承受一次、两次、三次……的确感受不到危害，但无数次地累积，一次性地暴发，就追悔莫及了！

　　对于国人的麻木，可以用"蚊帐"现象来表现。也就是说，大家都只保证自己的"蚊帐"中没有蚊子，外界的一切与己无关。不可否认，"只扫自家门前雪，莫问他人瓦上霜"是我们中国人的普遍思想，更可悲的是，总有那么些人连门前雪也没扫好。现在的商家都为自己搭起了一个安全"帐篷"，总是把最好的留给自己，将劣质商品往外销，殊不知，有时自己买来的也是别人所制造的劣质商品。人们处于这样一个"互害"社会，健康又怎么可能得到保证？

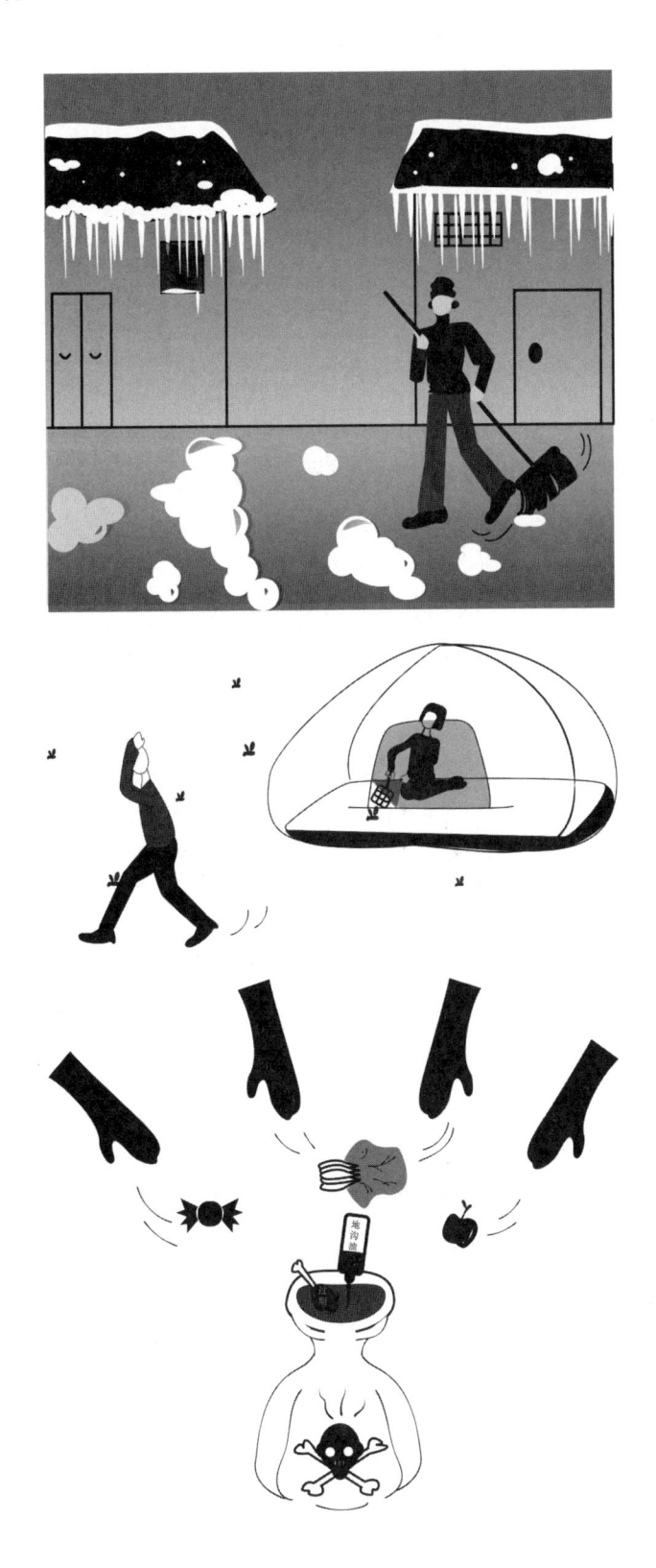

如图：

癌症为何如此可怕

复发和转移的途径

一、直接浸润

更形象一点说,就像是癌细胞走出原发部位的家门漫步到附近其他的部位,因此转移的范围有时可以很局限,有时可以范围很大,但总是围绕在原发肿瘤的周围。假如是手术后才出现的,往往被认为是肿瘤的复发。有一种特殊的情况,肿瘤细胞有时可以从高处掉到低处,或手术时被手套、器械等带到其他部位而出现远处的转移,称为"种植转移",如常见的有女性胃癌患者出现的卵巢种植、腹腔肿瘤术后的切口种植等。

二、淋巴道转移

这种转移就好像癌细胞乘上了一辆公共汽车,每一个淋巴结就是一个车站,癌细胞一般来说是按顺序停站下车,但有时可能出现"飞站",这就是我们所说的跳跃式淋巴结转移,由于线路是固定的,所以转移的方向和路线是可以预测的。淋巴结转移可以是肿瘤诊断时就出现了,也可以是手术后才发现,因此某些容易出现淋巴结转移的肿瘤,手术后医生会建议放疗或化疗,目的就是预防这种术前未发现的远处转移。

三、血道转移

这种转移可以用乘船来比喻,血液就是河流,癌细胞像船顺着河流游走到身体的各个部分,虽然有固定的码头停靠,但也随时都有可能停留在其他地方,无法预测。这就是为什么血液转移的部位虽然难以捉摸,但总有一些常见的转移部位,例如肝、肺、骨、脑等这些可以称之为码头的地方。同样,血道转移可以是肿瘤诊断时就出现了,也可以是手术后才发现,某些恶性肿瘤由于出现血道转移的可能性大,手术后医生往往会给予化疗来预防这种远处转移。

虽然肿瘤的转移播散形式多种多样,但依然有一定的规律可循。因此,肿瘤病人在手术后,应听从医生的指示进行后续的辅助治疗,在痊愈之后的一定时期内也要遵从医生的建议定期复查。

我对中医的理解：
"开方"与外治相结合的疗法

黄晓红

我有一段看中医的经历：广州大型中医院都是"一号难求"，尤其名中医，我好不容易挂上了一个某中医院特需门诊的中医号，挂号费三百元。按时段到诊室等候，等候了一个半小时后，我忍不住去问诊室内的专家，结果她听我说是初诊，便指示旁边的学生问诊写病历。等完成病历后，好不容易坐在专家跟前，结果，专家看了病历一眼，看了一下舌头，便开方给我了，连把脉这个动作也没有，治疗结果可想而知。我就此纳闷：如今的中医怎么这么简化啦？

中医和西医治疗疾病各有优势，结果取决于个人的偏好和缘分。但若是治疗痛症，我敢笃定地说：中医有很大优势，且副作用较少。例如随着现代人生活作息的改变，晚睡加上工作与感情的压力，越来越多人患有头痛的病，通常去找西药止痛。随着止痛药一颗颗地增加，身体中毒素也在累积，而引发其他疾病。中医认为，痛在前额印堂处是湿气重，痛在两侧是胆经膀胱经出问题，痛在后脑多为阳虚或受风寒，痛在巅顶最严重，是肝血虚，纵欲或思虑过度。试试按穴法，根据不同情形，选按风池穴、上星穴、太冲穴、内关穴、合谷穴。经常头痛，可用胡椒粒或蒜头切片贴足心；内饮可以泡菊花茶、生姜葱白茶、玫瑰茶、白萝卜汁加蜂蜜等等，止痛效果不错。

由于国情和体制等原因，病人总是先去就诊西医，以为西医治疗快，让西医以各种疗法折腾个够，实在没辙了才来找中医试试，可惜现在的中医院已经跟西医雷同，于是人们在治疗无效后再找民间中医。即使在中医疗法中，绝大多数人也是先找人开方抓药，都没戏了再试其他疗法。而民间中医，尤其是擅长外治的民间中医接手的病人，大多是被医院和正规中医淘汰的"垃圾病人"，他们往往错过了最佳治疗期，而且可能在以前的治疗中搞出了一堆新病。即便如此，民间中医治好病的奇迹还是时不时可闻。可惜，当今民间的中医已越来越少了，往往未能传承下来。

事实上，1949年以前的中医全部是民间中医，所以那时名医辈出。最近看了一部电视剧《神医喜来乐》，剧中神医喜来乐就是民间中医的写照。而且民间中医整体质量远远高于现在科班出身的中医。新中国成立后出现一些中医学院，虽然学院派和民间都有中医高人，但学院派的学习内容比较单一，其学生被大量西医课程洗脑后思维方式严重西化；而民间疗法则更多样化，他们继承了更多世人不知的中医精华，外治疗法的传承尤其如此。如果进入道家的道医，其博大精深更不可限量。应该号召中医毕业生先到农村和偏远地区工作几年，这样既能解决当地的部分医疗问题，学生又能积累临床经验，说不定还让他们在民间找到更好的师傅，并解决了毕业生自己的就业问题。到贫困和偏远地区行医，应成为学医的学生必需的经历，这对培养其慈悲怜悯之心、吃苦耐劳的精神和扎实的医疗技术有多重意义。若真能吃苦，他们也一定能从民间中医那里学到真本事。

由于受科举传统的影响，中国文人多以读书为上，重视读书，认为只有"开方"才是最能治病，因为这样更显"仕"的本色，所以他们不太重视外治。举我自己的经历说说，由于踏入更年期，身体上出现各种更年期的症状，常头痛头晕，抱着希望到中医院就诊，希望调理，每次医生均只是开方，未能有机会尝试外治等手段。我想，是否内外结合效果会更明显呢？因此，我有个想法，能否找到民间中医试试。

新中国成立后在全国各地所办的中医学院中，优秀老师其实全部来自民间，因为在此之前根本就没有国家办的中医学院，人才只能从民间找。近几十年来，中医学院毕业的中医生已经占主导地位，在中医治疗中发挥作用。然而，中医治疗往往需要长时间坚持，甚至以"疗程"来计，使得许多人群，特别是上班人群难以坚持，显不出中医治疗的优越性。设想一下，如果全中国各个中医院、西医院、诊所，都广泛开展中医外治，甚至家庭里也能开展，那么，我国传统的中医外治就能广泛地为人们所接受，所互相传授，逐渐发扬光大。

中医疗法神吗？是否在胡吹？首先声明：天下没有包医百病的疗法。但如果让"开方"与拉筋、正骨和点穴、针灸等中医外治疗法相结合，其治疗范围基本上涵盖绝大部分病种。而且，在中国现有环境下，其实推广外治比服药内治更有益于患者，因为外治所需条件更少，连药也不需要，所以更容易普及，而且在总体上它比服药更安全。

◎ 分享：平衡是健康之源

我认为，真正的健康须讲究身、心、灵的整体平衡。真正健康的人，除了远离疾病以外，应该时刻感到快乐和充满活力。

日本著名的医学教授春山茂雄先生在《脑内革命》中有这样的叙述："如果经常怒气攻心，心情感觉异常紧张，容易引起甲肾上腺素的毒性，会引起疾病，加速老化，导致早逝。相反，无论什么时候总是心情舒畅，面带微笑，把事情往好的方面思考，脑内就分泌出具有活跃细胞，增强体质功能的荷尔蒙。这些荷尔蒙保持身体精力旺盛，抑制癌细胞，使人无灾无病，健康长寿。"

历史上有传说，在《三国演义》中周瑜爱生气。诸葛亮抓住这一"病根"，三气周瑜，以"气"相攻，每次都将周瑜激怒，乱了方阵。最后周瑜吐血而亡。由此，我们能够清楚地了解到，人有喜、怒、悲、哀、惊、恐、思等情绪，这些情绪在财富、健康、婚姻、人际关系，特别是在教育孩子人格成长方面都会造成很大的影响。负面情绪的伤害，会反映到人的身体和心理上，破坏人的脏腑，脏腑的损伤又决定或影响着思想的形成，从而决定了人的行为，导致了行事的结果，让人有了不同的命运，活出不同的人生。正如《黄帝内经·素问》指出："百病生于气也。怒则气上，喜则气缓，悲则气消，恐则气下……惊则气乱……思则气结。"

三千多年前，释迦牟尼佛探究人的生老病死，在止息自己和他人的痛苦时找到了终极答案——情绪是人生最大的苦，是人生痛苦的根源。让我们找到一种努力平衡的方式，活在当下，感恩当下，做一个快乐有活力的健康人，互祝身体健康吧！

符医生语录

　　哲学的本质就是探究概念A与概念B之间的逻辑关系。哲学是一种理性反思的活动，并不是现成的知识体系。它通过探究概念与概念间的逻辑关系，获得哲学智慧，这不仅仅是知识的记录，而且是认识、思辨、应对能力的形成。有了哲学智慧，往往使人善于挑战那些习以为常或被认为理所当然的观念，甚至，可以雄辩滔滔，并善于探索事物的本质，发现事情的真相。

　　哲学是人类对宇宙存在的研究，是在人类意识中所产生的一系列观念。哲学问题之所以是没有终极答案的难题，正是因为宇宙是无边的，时空是无限的，人类的认识历程没有终点。就宇宙本身而言，地球中心说由古希腊学者欧多克斯提出，后经亚里士多德、托勒密发展完善，曾长期居于宗教统治地位。然后，哥白尼提出了日心说，实现了天文学的根本变革。随着人类认识的发展，我们知道，太阳也并非宇宙的中心。于是，广义地说，宇宙中心论成了人们研究宇宙的未完结课题。这个例子说明，人类对事物的哲学思考是不断发展，永无休止的。

　　既然哲学问题是没有终极答案的难题，那么，我们为什么还要追问探索这样的难题，并且企图为之找到一条可能的出路呢？

　　其根源性原因或许来自人类对生存环境的恐惧，恐惧会催生好奇心，好奇心便使人孜孜不倦地追寻答案，这成了人类不断探索难题的动因。与此同时，不停的探索又是人类生存繁衍延续的必备方式。比如，粮荒如果不被解决，人类就会饥饿而亡。人们通过对基因食品的探索研制来解决粮荒，延续人类。但基因食品可能给健康、后代繁衍等带来问题，于是，探索难题会转移健康、生育等领域去继续。如此转移、如此继续，人类就在不断的探索中，不停寻找可能的出路。

　　在某种意义上说，人类对难题的探索自然会延伸到健康人生的终极追求和精神上的"终极关怀"。

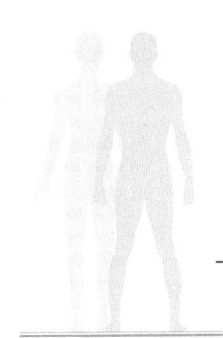

有标准才容易理解把握
——用健康指标引领，远离亚健康

彭 瑜

彭瑜，多年来从事银行、证券、保险等金融行业，曾担任某保险公司广东分公司副总经理。在长期的工作实践中积累了一定的经验，在投资管理和市场开发方面也有良好的业绩。目前参与医疗服务和健康管理行业投资，现任私募基金公司执行董事、众医健康管理有限公司董事长。

我以前是没有这方面概念的，为了拿到完善的体检结果，总是花几千元去做身体检查。可每次听体检中心医生对我说"结果不理想，需要去找医生"的时候，我总被医院的医生拒之门外，理由是"这不算病，不用来看"。后来我才知道：对于健康与疾病，医生有两个指标，疾病的指标为六十分，而健康的指标是八十五分，也就是说只有身体状况达到了八十五分才算是健康的人。而八十五分以下，但又没有达到疾病的程度，就被称为亚健康。因此，当我们处于亚健康状态的时候，就相当于置身一块沼泽地，如果深陷其中不予理会便会越陷越深，难以自拔了！

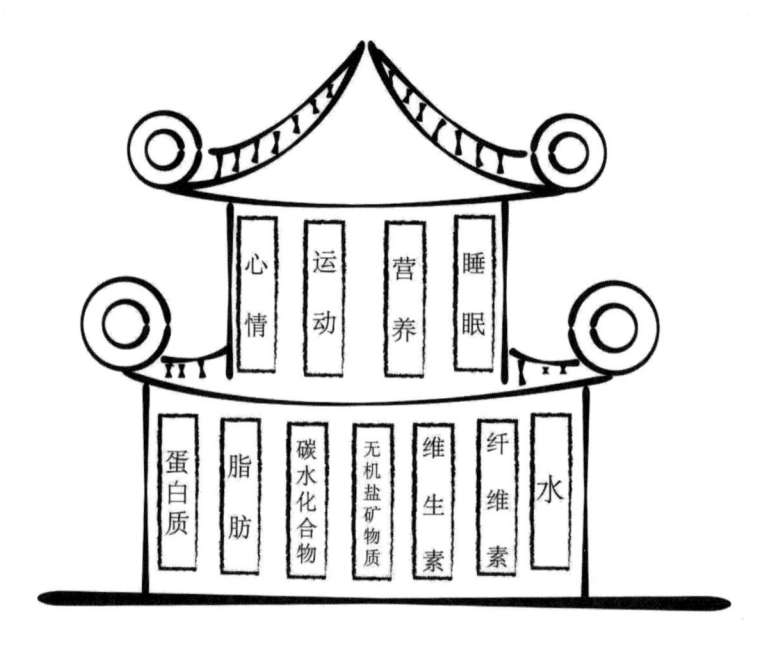

呵护健康就好比建造房子，首先要打好地基，之后便是内部调理。
（上图：健康房子）

世界卫生组织（WHO）将人分为三种状态：健康、疾病、亚健康。亚健康就是介于健康与疾病之间的潜病状态。亚健康状态的人会感到身体不适，但又检查不出明显的疾病，这便是因为医生诊断疾病的指标为六十分，高于这个分数，都不会被归结为疾病。

亚健康的状态和表现有很多，但最明显的有以下几个：

1. 心血管症状：上下楼梯或走动感到心慌、气短、胸闷、憋气；

2. 消化系统症状：吃东西没胃口，即使感到饿也不想吃，吃起来毫无滋味；

3. 骨关节症状：常感到腰酸背痛，或浑身不舒服，活动时脖子关节"咯咯"作响；

4. 神经系统症状：常头疼、头晕，记忆力差，容易疲劳；

5. 精神心理症状：莫名其妙地感到心烦意乱，容易生气、紧张或恐惧；

6. 睡眠症状：难以入眠，常做噩梦，或凌晨很早就醒来；

7. 泌尿系统症状：性功能低下或性需求降低，尿频尿急。

WHO表示：健康是身体上、精神上和社会适应上的完好状态，并非没有疾病和虚弱就是健康的人。而衡量健康的具体标志表现为：

1. 精力充沛，能从容不迫地应付日常生活和工作；
2. 处事乐观，态度积极，乐于承担任务，不挑剔；
3. 善于休息，睡眠良好；
4. 应变能力强，能适应各种环境的变化；
5. 对一般感冒和传染病有一定抵抗力；
6. 体重适当，体态匀称，头、臂、臀比例协调；
7. 眼睛明亮敏锐，眼睑不发炎；
8. 牙齿清洁、无缺损、无疼痛，牙龈颜色正常、无出血；
9. 头发光洁，无头屑；
10. 肌肉、皮肤富弹性，走路轻松。

其实，归结起来，健康的标准很简单，向幼儿园大班的小朋友们学习，他们的作息时间就是最健康的：每天早睡早起；见到小朋友要问好；按时按量吃饭、喝水；想上厕所时就立刻去上厕所；一整天都是为快乐而活。这样的生活，想不健康都难。

由此可见，解决亚健康要具备三个能力：

第一，随时调节心情的能力。

很多人一旦遇到不顺心的事，便一整天都不开心，甚至会将这样的情绪传染给周围的人。回想一下，你调节自己的心情需要多长时间呢？

第二，控制进食的能力。

美食对大多数人来说都是难以抵挡的诱惑，但这样的诱惑有时候也是致命的诱惑。其实，在古代，人们基本上不用控制自己的食量就可以摄取适量的营养，他们只要有了饱腹感便会放下筷子。随着社会的进步，食物烹饪的技术越来越高，人们吃起来一点也不费劲，饱腹感传到大脑的速度比古时候晚了20分钟之多，超量的营养使现代人肥胖的越来越多。

第三，随时运动的能力。

所谓的随时运动，不是指特定时间内的体育运动，而是随时随地都可以活动一下自己的身体。例如坐久了站起来走一走，拉伸一下筋骨，在乘坐公交车和地铁时，也可以顺便做些简简单单的运动。

现在全部清晰明白后，将来的体检结果出来后我就清楚该怎么做了！

◎ 分享：体检很重要

没有人不眷恋人生，没有人不希望生活甜美、事业有成。而这一切的一切都取决于是否拥有健康。

世界卫生组织（WHO）一次全球性调查显示，真正健康的人仅占5%，疾病患者占20%，而75%的人则处于亚健康状态。尽管现代医学高度发达，但面对危害人类健康的一些重大疾病，如心脑血管病、肿瘤、糖尿病等依然是无力回天，这类疾病在给患者家庭带来沉重经济负担的同时，也降低患者自身的生活质量。

我们的爱车每年都定期保养，花费逾万元，仍常常觉得这是应该的。可是，做身体检查，却有很大一部分人觉得没必要，还有一部分是害怕，怕查出问题。一辆车的使用寿命是13年左右，须每几千公里保养一次；而人类的平均寿命是70岁左右，在生命存续过程中，健康体检的必要性不言而喻。其实，很多疾病发现得越早，治愈的机会越高。如恶性肿瘤，常听人说，身体某部位不舒服，到医院一查，癌症晚期。患者及家人都觉得很奇怪，前段时间还好好的，怎么一下就得了这病呢？殊不知肿瘤的发生非一朝一夕。从一个细胞的异常增殖到发展形成肿瘤的时间一般为7—30年，这中间如果我们能早期发现，进行积极干预治疗，大部分是可以治愈的。

为此，有专家说，疾病的诊断要先于治疗、重于治疗，任何疾病都要做到早预防、早诊断、早治疗，所以我们一定要重视每年的定期体检，真正做到对危害自身健康的因素防患于未然。只要我们更新思想观念，从日常起居和生活点滴开始，适时调整，纠正那些习以为常的、不恰当的工作方式和生活方式，享受健康人生与美满生活的机会将大大增加。

我的健康哲学观：在大多数人看来，哲学都是生涩难懂、高深莫测的，健康哲学更是令人费解。其实并非如此，大家千万不要想得太复杂，从哲学的高度谈健康，不是为了将其复杂化和高深化，恰恰相反，正是为了将其简单化。古有哲人教诲：格物穷理，"今日格一物，明日又格一物，豁然贯通，终知天理"。

如：重解无明……：

无明可以快乐……满心欢喜

无明可以悲观……怒火中烧

这才发现无明是太极，可以生两仪

所以要解无明，只能是逆向的：八卦—四象—两仪—太极，即反向思维。如此往返几次焉能不得其要？

用现象说事更容易理解……

主人房是建在厕所旁边的……

用冲厕所的水煮饭……

用洗衣服的水煲汤……

用日光灯管照明……

用铁链束胸……

用空调堵汗腺……

用弹力裤袜绑经络……

用工夫茶烫食管……

用酸奶来干扰肠道菌群……

用槟榔+石灰来提神……

用大量的酒来杀灭肠道菌群……

用走珠、化妆品来堵排毒呼吸的毛孔……

用鞋袜来阻隔地磁……

用尽所能阻隔阳光……

…………

不知道这些可以说是无明，是可以很快乐；

知道这些无明的所以然，也可以很快乐；

不快乐的是没有方向，两边不着岸的人。

认知无明，认同不二，才能静心，才是当下。

从当下出发，辩证地思考……祛湿热、调阴阳、补气血，才能远离现代人的敏感、抑郁、焦虑和恐惧。

是谓天人相应保和太合。

可见哲学思考的这一方法是归纳推理，通过研究各种纷繁复杂的事物，归纳出其道理。实际上，哲学本身已是一个追求化繁为简的系统，追问本质，不断反思，这也完全与追求健康的理念相符。哲学犹如给予我们一个俯视的角度，可以把健康问题看得更全面、更透彻、更简单。

符医生语录

健康哲学是对健康问题进行逻辑思辨的开放性体系。它试图表达不断发现的、与健康相关的概念之间的逻辑关系，并遵循其特性，探讨远离癌症终极修炼的可能性。

亚里士多德"四因说"把事物生灭变化归结为质料因、形式因、动力因、目的因。亚里士多德以质料与形式描述静态事物，以潜能与现实描述动态变化。质料是事物存在的基质，潜能是质料的状态，现实使潜能的可能性减少，但同一质料可以形成各种具体事物。例如，土做成砖，潜能就成了现实，土仍然存在，而对房屋来说，砖又成了质料。质料不具备独立性，而形式具有稳定性，动力促进变化，目的完成使命。事物会生会灭，而组成事物的质料却可以再化为潜能，在其他事物中获得再生。事物有生有灭，然而，在消亡之后，事物却不会化入虚无，依然借种种质料而留存，不同质料便可重新组合而成为新的事物，以至生生不息。

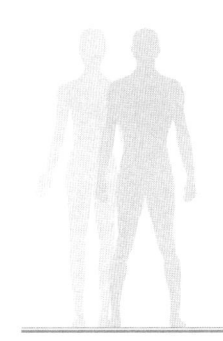

儿童高发肿瘤——白血病

林愈灯

　　林愈灯，主任医师，医学硕士，儿童血液肿瘤科行政主任、学科带头人。现任国际小儿肿瘤协会（SIOP）会员，从事儿童血液肿瘤疾病诊治工作二十余年，擅长儿童血液肿瘤性疾病及出血性疾病诊断和治疗，尤其是在儿童急性淋巴细胞性白血病和急性髓性白血病的治疗方面有丰富的经验。对儿童罕见及疑难疾病的诊治也有丰富的临床经验。熟练掌握儿科急危重症、常见病及多发病的处理。

　　儿童肿瘤的发病率到现在为止，国内并没有一个非常明确的数据，但大家都明显感到其发病率越来越高了。其实这与现代人的物质条件越来越宽裕，有多余的钱拿来看病也有关系。以前的人穷，孩子得了重病也没钱上大医院检查，直到去世也不知道得的是什么病；现在被检测出来的数量多了，大家自然也就感觉到发病率越来越高。

　　据国外数据统计，儿童血液肿瘤的发病率中外相近。粗略估计，我国儿童肿瘤的发病率为十万分之三到四，也就是说我国有四亿儿童，每年患恶性肿瘤的人数大概为三到四万，其中白血病就占了三分之一，也就是一万五千人左右。

预防——从源头开始

白血病又叫作血癌，是人体造血干细胞在分化过程中，某个阶段分化阻滞并恶性增殖的疾病。之所以称为白血病，是因为其体内的白细胞比红细胞多。人的血液由白细胞、红细胞和血小板组成，正常人抽血之后，将血液放入试管中，静止一段时间，会发现血液白色的部分大概为二十分之一，而患白血病的人血液中白色部分则有三分之一。另外血小板的多少是因人而异的，血小板少的患者，身体出现创伤时很难止血，血小板多的患者就不用担心这个问题。

儿童恶性肿瘤的发生，是由于二次细胞突变，致使遗传性肿瘤发病。也就是在母亲怀孕时，胚胎的细胞中已存在突变基因。存在突变基因未必出现肿瘤，只有在受到某种刺激时，引发第二次细胞变异，才会出现肿瘤。有些带有变异基因的儿童并没有马上发病，可是，一旦受到刺激，基因发生二次突变，便暴发肿瘤。这是基因受环境的影响，原癌基因被激活的恶果。

先天因素显然是后天无法改变的。仅因此而患上白血病，父母只好认命，让孩子接受治疗就是。然而，后天的环境因素，一定程度上却是可控的，是可以有努力空间的。虽然现在某些大环境之恶劣，似乎凭个人之力无法改变，但不能改变的或许还能采用躲避的办法。比如，室外雾霾严重，就尽量让孩子回避室外活动。更多的是，控制自身的环境可以避免让孩子受到伤害。例如，不要让孩子住进刚装修好的房子。不少新生儿，住进新房不久就患上了白血病。

另外，科技越来越发达，各种各样的辐射无形中给孩子带来莫大的伤害。很多辐射来自石头，像装修用的大理石多少带有辐射；还有家具用木，很多被甲醛泡过，在医学上，甲醛是用来泡尸体，防治尸体腐烂的；更离谱的是，一些无良商家竟用甲醛泡食品，例如新闻曾经曝光的鱿鱼，泡过甲醛之后更漂亮，普通百姓无法识别鱿鱼含甲醛与否，致癌物质由口而入。

有媒体披露，儿童爱吃的凉果类小吃，在制作过程中，工人们甚至戴上了防毒面具。

还有水源问题，平日里喝自家烧的开水是最好的，很多家长只顾自己方便，家里常喝桶装水。总之现在有太多东西对人体有害，想要预防白血病，还是要从这些源头做起，让孩子们尽量吃一些新鲜的食物，那些已知的有害食品就别吃了，家长要以身作则。

其实很多东西都已被新闻曝光，大家也知道是有害的，只是严重的后果没有发生在自己身上，就都不以为然。等孩子真患上白血病了，很多家长又责怪老天不公，其实不关老天的事，这些都是人类自己造成的。

治疗——没有想象中可怕

林医生的邻居有两个小孩先后患了淋巴细胞白血病，这也与周围的环境有关。其中一个因背部严重疼痛，已经站不起来了才到医院检查。另一个则是脸色苍白，无精打采引起了父母的担心，到医院检查才发现竟然是淋巴性白血病。万幸的是，父母都比较理智，很快就让孩子接受了治疗，也都治愈了。其实现在儿童急性淋巴性白血病治好的概率有80%，相对于成年人来说，效果要好得多，因为他们的恢复能力要比成年人强，当然是否复发就很难预测。

白血病有两种，即急性淋巴细胞白血病和急性非淋巴细胞白血病，后者也可称为急性髓系白血病。一般急性淋巴细胞白血病患者居多，而且患者越小越难治。

对于儿童白血病的治疗，很多人将它想得非常痛苦，其实并非如此。年龄越小的儿童，心理压力越小，反而很容易配合医生的治疗，他们只是把它当成普通的病，并不知道其中的严重性，认为听医生的话，吃药打针很快就好了，当然打针肯定会有些疼。有时候，过度紧张的家长反而更难与医生配合，这时就需要医生跟家长好好沟通。孩子患上白血病，家长千万不要只顾着干着急，要积极了解一些关于白血病的知识，正确看待这一病症，以免耽误孩子的治疗。

有一个经济非常困难的家庭，孩子突然患上白血病，必须马上进行骨髓移植，对父母来说，这无疑是致命的打击。为了给孩子筹钱治病，夫妻二人只好在路边乞讨，希望能获得好心人的帮助。人间有真情，终于他们遇到了一个大善人，一个中大的MBA学员帮他们承担了孩子所有的医药费，让孩子成功地做了骨髓移植。现在这个孩子正处于康复期，每天吃药，恢复得还不错，能否痊愈就看他的造化了，因为即使移植了骨髓，也不代表能够痊愈。

儿童白血病患者的危险性可分为高、中、低三层，我们常说的骨髓移植只适合于高危患者，但并不是所有做骨髓移植的患者都能顺利康复，骨髓移植的成功率为60%左右，而移植成功后，还有两年康复期，过了这两年病情就基本稳定了。

在两年期间，最需要注意的就是消除排斥和预防感染。骨髓移植后肯定会有副作用，由于体内植入的是外来物，就需要一个融合期，排斥反应在所难免。另一方面就是预防感染，有时简单的感冒发烧都有可能要了孩子的命，因此我们常常看到，白血病患者出门都要戴双层口罩。

◎ 分享：身随心动

我的健康理念很简单，没有什么特别的讲究，归结起来一句话：好吃、好喝、好睡，自己觉得舒服就行了。

每天上班之前，我会坚持步行一个小时，尽量放松自己，使自己达到最佳的状态，以愉悦的心情迎接新的一天。人最重要的就是要心态好，不要总是给自己太大的压力。无论是工作，还是生活，尽自己的最大努力就好，不要过于在乎结果，"只闻耕耘，不问结果"会令人尽情享受过程，保持良好心态，而心态正是影响健康的一个重要因素，好的心态让人远离疾病。

饮食方面，就我个人而言，也没有什么特别的讲究。五谷杂粮、蔬菜瓜果，什么都吃一点，便可达到膳食平衡。

总之，一切都跟随自己的意愿走，活得开心才是最重要的。

符医生语录

　　健康哲学不是知识,而是思考。它总是针对问题,又总是由问题而引发。健康哲学是一个由问题和不同的解决方式所交织在一起的开放性系统,思考健康的表象与核心的关系,也就是,主体与客体的相关性。

　　培根则认为物质性的事物才是实体,形式则是物质的结构。他坚持形式与事物的性质不可分。他在《新工具论》中明确指出:"形式,不是别的,正是支配和构造简单性质的那些绝对现实的规律和规定性。"他认为形式是物体性质的内在基础和根据,是物质内部所固有的、活生生的、本质的力量。物质之所以具有自己的个性,形成各种特殊的差异,都是由于物质内部所固有的本质力量,即形式所决定的。人们只要认识和掌握了形式,就可以在极不相同的实体中抓住自然的统一性,就可以在认识上获得真理,在行动上得到自由。他把发现和认识形式看作是人类认识的目的。

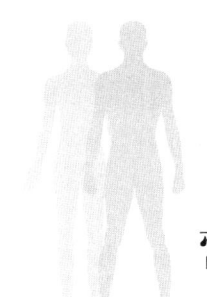

营养对癌症治疗的重大影响

马文君

马文君,三甲医院营养科行政主任、临床营养学主任医师。从事临床营养工作二十多年,擅长对不同年龄人群、社区居民亚健康状况的营养学健康教育指导,尤其是对糖尿病、肥胖、痛风、心血管病、营养穿刺等的指导。

癌症患者通常都会出现体重急剧下降的情况,健康的饮食、充足的营养,有助于患者恢复并维持正常的体重;营养也是增强机体抵抗癌症能力和保持正常体力所必需的;营养还有助于使受癌症伤害的身体组织康复;在癌症的治疗过程中,化疗、放疗等治疗均有副作用,补充营养能使患者有更好的耐受力抵御这些副作用,从而使治疗得以持续并完成,提高患者的生存机会;营养还有利于消除不安情绪、缓解焦虑,抑郁,对维持良好的心理状态以便配合治疗很有帮助。总之,营养对提高癌症的治愈率和提升患者的生活质量都起着非常重要的作用。

膳食平衡可降低患癌风险

癌症是多因一果的疾病。健康合理的生活方式可降低癌症发生的风险。大部分的癌症主要与环境及生活方式等外在因素相关，不良饮食、吸烟、肥胖分别与30%—35%、25%—30%、10%—20%的癌症发生率相关，因此通过改变饮食、远离烟草、控制体重，再加上适当运动、预防感染，在很大程度上可降低癌症发生的风险。

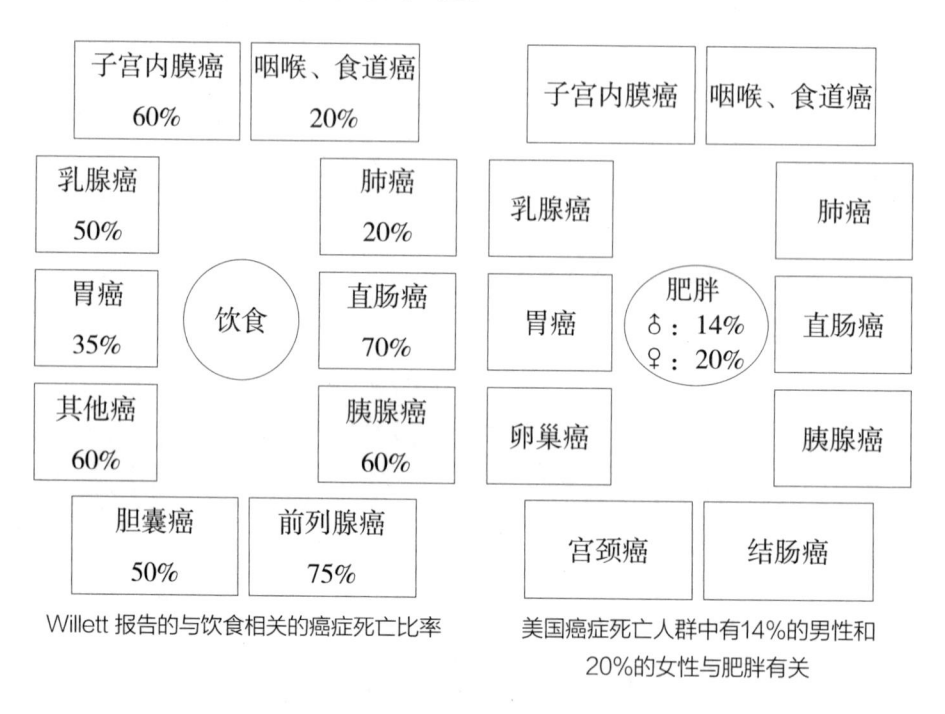

子宫内膜癌 60%	咽喉、食道癌 20%		子宫内膜癌	咽喉、食道癌
乳腺癌 50%	肺癌 20%		乳腺癌	肺癌
胃癌 35%	饮食 / 直肠癌 70%		胃癌	肥胖 ♂：14% ♀：20% / 直肠癌
其他癌 60%	胰腺癌 60%		卵巢癌	胰腺癌
胆囊癌 50%	前列腺癌 75%		宫颈癌	结肠癌

Willett 报告的与饮食相关的癌症死亡比率　　美国癌症死亡人群中有14%的男性和20%的女性与肥胖有关

膳食模式、食物和饮食习惯与肿瘤的发生、发展密切相关。我们不提倡高热量、高脂肪、高蛋白质的西方膳食结构，但随着经济的发展和居民生活水平的提高，我国原本以植物性食物为主的东方膳食结构正逐步向西方化转变，动物性食物和油脂消费过多，谷类食物消费过低，豆类制品摄入过低，奶类及其制品摄入不足，再加上一些不良的饮食习惯，如进食速度过快、进食的食物温度过高，煎炸、熏烤等烹调方法也会促使多种致癌物生成，而食物贮存不当也会产生亚硝铵盐或被黄曲霉素污染……这一切均使肿瘤的发生率快速上升。

据世界卫生组织国际肿瘤研究理事会（IARC）负责人Dr. Bernard Stewart报道，到2020年全球肿瘤发病率将上升50%，达到每年1500万，其中三分之一可通过治愈感染和改变生活方式来预防。

在改变生活方式方面，我们更应关注每天饮食与营养的作用，多吃蔬菜和水果，充分利用果蔬中的多糖（尤是膳食纤维）、酚类物质和抗氧化的维生素（维生素C和类胡萝卜素等），保证全谷类食物和豆类食品在我们的饮食中占有一定的比例。要发挥各种食物的优势，合理配餐，纠正不良饮食习惯。

合理营养是健康的物质基础，而平衡膳食又是合理营养的根本途径。居民可根据《中国居民平衡膳食指南》（2007）的条目并参照平衡膳食宝塔的内容来安排日常饮食和身体活动。这个宝塔中所提出的建议适用于一般人群，它可直观地告诉居民每日应摄入的食物种类、合理数量以及饮水标准和适宜的身体活动量。当然在实际运用中还是要根据自身的情况作一些适当的调整。我们可以通过膳食宝塔将营养与美味结合在一起，每天都可以同类互换，以多样性的原则来搭配每日膳食。

中国居民平衡膳食宝塔

油25~30克
盐6克
奶类及奶制品300克
大豆类及坚果30~50克
畜禽肉类60~75克
鱼虾类50~100克
蛋类25~50克
蔬菜类300~500克
水果类200~400克
谷类薯类及杂豆250~400克
水1200毫升
身体活动6000步

现代人的生活节奏加快，膳食搭配也变得不合理，很多人的膳食结构可以说是一个倒立的膳食宝塔，肉类成了大部分人的主食，尤其是在聚会或应酬的饭局上，一般人很少吃饭，多以酒肉为主，这本身就是不健康的饮食模式。要知道，膳食对健康的影响是长期性的，我们要养成平衡膳食的习惯，并长期坚持，才能有效促进健康。若是用"三天打鱼，两天晒网"的态度，疾病迟早会降临到你身上。讲求快节奏生活的人也可以参照美国农业部发布的健康饮食指南图"我的盘子"。

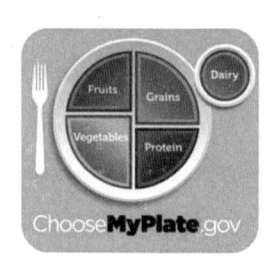

美国农业部发布的健康饮食指南图"我的盘子"

关于健康饮食，世界癌症研究基金会（WCRF）和美国癌症研究所（AICR）2007年提出了10条最权威的预防癌症建议：

1.在正常体重范围内，尽可能瘦。根据不同人群的正常范围，将成人体重指数（BMI）控制在21~23 。〔体重指数BMI的计算法：体重指数=体重（千克）/身高（米）的平方〕

2.将身体活动作为日常生活的一部分，每天至少30分钟的中度身体活动（相当于快走）。

3.限制摄入高能量密度食物（能量超过225千卡/100克食物），避免含糖饮料。

4.主要吃植物来源的食物。选择富含各种蔬菜和水果、豆类的植物性膳食。

5.限制红肉摄入，避免加工肉类。

6.限制含乙醇的饮料。如果饮酒，男性每日不超过2份（20~30克乙醇），女性不超过1份（10~15克乙醇）

7.限制盐的摄入，避免进食发霉的谷类、豆类。

8.通过膳食本身满足营养需要。不推荐用膳食补充剂来预防癌症。

9.完全母乳喂养6个月，而后再添加辅食，同时进行母乳喂养。

10.癌症幸存者，遵循癌症预防的建议。

并且永远记住：不要吸烟。

欧洲临床指南提出：营养指导对正在接受抗肿瘤治疗的癌症患者的营养状况和生活质量有积极作用；营养指导可以增加进展期恶性肿瘤患者放化疗期间的营养摄入，改善生活质量。

远离营养误区

中国人对于营养支持治疗有着很多误解，而且呈现出两极化的趋势，一个是滥用，另一个就是用得太晚。一旦患上肿瘤，人们通常的心理就像是抓住最后的稻草，只要听人说有效，就千方百计去尝试，要么迷信偏方或老火靓汤，要么就滥用保健品或高档补品，甚至一味地要求输注白蛋白，钱没少花，可越补体质越差，最后无法耐受进一步的治疗。合理的营养补充首先要保证能量和三大营养素（蛋白质、脂肪、碳水化合物）的摄入，在此基础上可适当发挥食疗的作用。

对于肿瘤患者，关注其营养的最直接方法就是体重的检测，无论是放化疗还是手术治疗，控制体重下降是关键。如果在过去6个月中体重下降超5%（非单纯性饥饿），就存在潜在的恶病质危险，身体将难以支撑后续的抗肿瘤治疗，即使勉强坚持下来了，预后差也是不言而喻的，治疗不良反应会增大，放化疗的疗效也会降低。

请记住：为了降低肿瘤复发的风险和改善预后，肿瘤患者应尽量维持理想体重。

现在很多患者都不关注营养指标，他们关心得更多的是表面的治疗效果，但营养恰恰与治疗效果有着密不可分的联系。因此，劝告癌症患者除了关注抗肿瘤治疗，还要弄清楚自己的营养状况，良好的营养状况是抗肿瘤治疗的前提。最好咨询专业的营养医师。现在各大医院都有营养科并开设营养门诊，专业的营养医师会给您提供个性化的营养治疗方案，为后续治疗打好基础。住院患者可请营养医师进行会诊，门诊病人可在营养门诊进行随访，定期进行营养评估，必要时进行营养支持。

肿瘤病人的营养支持治疗可以增加营养的摄入，预防或减少营养不良的发生，防止体重减轻，维持充足的蛋白质储备以及体细胞质量，可提高肿瘤治疗的疗效和耐受性，可降低肿瘤治疗的并发症和死亡率。其直接目的是提高生活质量，最终目的是延长生存期。营养支持治疗可让大多数肿瘤患者获益，可改善肿瘤患者的营养状况，增强免疫力，减少并发症；可提高对手术及放化疗的耐受力，减少化疗引起的胃肠道毒副作用，提高化疗的敏感性；还可改善生活质量，缩短住院时间，节省医疗费用。

肿瘤患者营养支持的饮食策略主要是帮助患者在症状出现时维持营养摄入、恢复体重或减少体重下降幅度。除了日常的饮食指导，保证合理的营养摄入之外，还讲究肠内营养和肠外营养（静脉营养）的有效摄取，尤其对存在营养不良、在一段时间内摄食障碍和无法吸收充足能量的患者来说，更为重要。建议让专业的营养医师提供更多合理的营养饮食、营养补充剂的建议和指导。

肿瘤治疗的最理想状态就是临床医生、营养医师、护士以及心理学家等多学科的协作性治疗，使营养支持、抗肿瘤治疗、抗炎症治疗以及免疫调节等多个环节共同发挥作用。营养医师希望患者在接受抗肿瘤治疗的同时，能定期对其营养状况进行评估，必要时给予营养支持，这样既可以预防或纠正营养不良，又可以预防或延缓恶病质发生。这也是目前国际上提倡的"平行线路"——一种新的针对肿瘤患者的多学科综合治疗理念，让肿瘤治疗线路和营养支持线路并驾齐驱。

此外，有人可能会质疑：在给身体补充营养的同时，是否会促进肿瘤生长？针对这个问题，现在所有的医学研究都没有证据表明营养支持会促进肿瘤生长，相反营养不良的肿瘤病人必须进行营养支持。

营养门诊曾接诊一位神经胶质瘤术后的17岁少年，身高超过1.75米，原本有60多公斤的体重，在外院做完手术后出现吞咽困难，家人每天汤水不断，并将饭菜用搅拌机打碎。但毕竟是自备的流质食物，营养摄入量无法保证，体重逐渐下降，但没有引起注意，以为生了病就会变瘦，是正常现象。两年后来营养门诊就诊时仅剩30公斤，整个人骨瘦如柴，连站都站不起来，只能坐轮椅。通过膳食调查，估计其每日饮食营养摄入不足正常摄入量的一半。其实这个少年的家庭条件非常优越，要是能早点重视营养治疗，早点来营养门诊就诊，体重也就不至于下降到如此程度，可想而知其治疗效果不会太理想。

衷心希望，营养支持小组能成为肿瘤多学科综合治疗团队的核心成员，参与肿瘤患者的全程治疗，乃至家庭治疗。未来的肿瘤患者都能够建立各自的健康管理信息档案，让全方位治疗更加科学、合理、有效。

◎ 分享：合理营养，均衡饮食

从事临床营养工作近三十年，感慨良多，感悟颇深。这三十年是我国临床营养工作发展最快的三十年。随着我国经济的发展，人们生活水平提高，越来越多的人认识到营养的重要性，营养与我们的日常生活息息相关。患者意识到，如果没有良好的营养支持就会影响疾病治疗、身体康复。临床医务人员意识到，如果没有一个合理的营养支持方案就会影响临床治疗效果，延长患者住院时间。营养支持疗法已成为临床综合治疗的重要组成部分，合理营养支持的观念深入人心，从事临床营养工作的医务人员由最初的寥寥无几发展到如今遍及各大医院，营养门诊也随之普及开来。尽管如此，仍然有相当多的一部分人，当中甚至包括医务人员，他们对临床营养支持的重要性认识尚不足，或者走入误区。有人迷信偏方或偏爱老火靓汤，有人滥用保健品或一味追求高档补品，有人甚至只认静脉输注白蛋白。真正有意义的营养支持治疗系统却开启得比较迟缓。

我们提倡合理营养，均衡饮食。合理营养是身体健康的物质基础，而平衡膳食又是合理营养的根本途径。两千多年前我国最早的医书《黄帝内经·素问》就总结出"五谷为养、五果为助、五畜为益、五菜为充"等符合现代科学观点的平衡膳食原则。合理营养的核心是营养素要全面、平衡和适度。2007年推出的《中国居民膳食指南》认为：食物多样，谷类为主，粗细搭配；多吃蔬菜水果和薯类；每天吃奶类、大豆或其制品；常吃适量的鱼、禽、蛋和瘦肉；减少烹调油用量，吃清淡少盐膳食；食不过量，天天运动，保持健康体重；三餐分配合理，零食要适当；每天足量饮水，合理选择饮料；如饮酒应限量；吃新鲜卫生的食物。善用《指南》可帮助我们合理选择食物，配合以适当的身体活动，以改善营养吸收，保持健康状况，减少或预防慢性疾病的发生，提高健康素质。古人说得好，"治未病者为上医"，可见未病先防和既病防变的重要性；而治病中要注意"以食为养"不能"惟药是治"，营养支持贯穿于"未病先防，已病早治，既病防变，瘥后防复"的各个环节，可见营养在生命过程中的重要作用。

目前各大医院都设有营养科并开设营养门诊，专业的营养医师会给您提供个性化的营养治疗方案。住院患者如果出现体重下降明显、食欲差、无法正常进餐或患有与营养相关的疾病，如糖尿病、肾病、痛风、冠心病、高血压、肥胖、术前术后营养不良等等，均可请营养医师进行会诊，提供合理的营养指导，门诊病人可在营养门诊进行随访，定期进行营养评估，获得科学的饮食指导和建议，必要时进行营养支持治疗。

我衷心地希望，我们的健康诊疗管理系统能够日趋完善，让营养医师在疾病的预防和治疗中发挥更大作用。

符医生语录

营养支持应该成为肿瘤患者最基本、最有必要的治疗措施。肿瘤患者营养不良的发病率非常高，有的甚至高达85%，它是死亡的主要原因之一。造成肿瘤患者营养不良的原因不仅有肿瘤本身的影响，还有来自抗肿瘤治疗的干扰；不仅有营养摄入减少，营养需求增加，消耗增多，还有营养素吸收障碍、营养素代谢异常等问题。

营养不良不仅影响肿瘤患者生活质量、治疗效果，而且影响患者的生存时间。就好比篮球，在没有足够气体的情况下，无论你怎么拍，它都不会有太大的反应。（见下图）

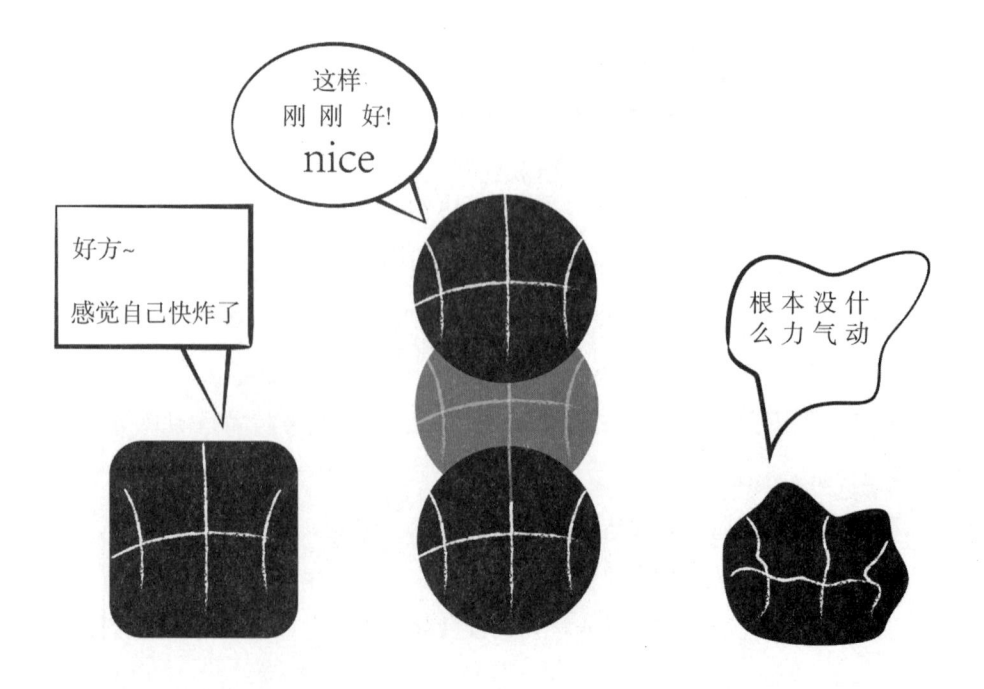

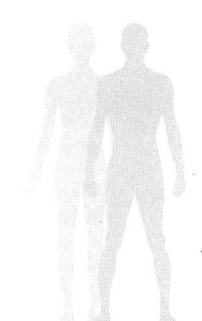

合理饮食是防癌的重要途径之一

詹 锋

詹锋，广东省老年病研究所中医科主任医师，1990年毕业于广西医科大学临床医学系，1996年毕业于广州中医药大学脾胃研究所并获得中西医结合专业硕士学位。目前主要从事老年常见多发疾病的中西医结合的临床和科研工作。曾以访问学者身份在德国艾森杜伊斯堡大学附属医院的中国传统医学、印度医学和自然疗法研究所从事为期一年的临床和科研工作。

癌症还是一个未解之谜，尚有许多未知的相关因素，发病机制仍未明晰，但如果我们做到了远离已知的那些致癌因素，做好防癌抗癌的保健工作，患癌症的可能性就会降低。专家认为40%的癌症可以避免，2010年世界癌症日的口号是"癌症同样可以预防"，正像其他多数慢性病一样。

进食是人类与环境进行能量交换的重要途径，我们每天都必须摄入一定量的食物来维持身体能量和营养的消耗，维持人体的新陈代谢。综合上述研究发现，可以说有些癌症是吃出来的，所以合理饮食是预防癌症发生的一个重要途径。应该采取怎样的饮食方法预防癌症的发生？简单地说，该吃什么、不该吃什么或少吃些什么，都是值得我们注意的问题。

如何从饮食环节预防癌症？

美国国立癌症研究所在一份研究报告中说：在所有的癌症病例中，至少有三分之一是和饮食有关的，可以说癌症也是"病从口入"。合理健康的膳食和生活方式，可使癌症发病率下降30%~40%。关于防癌抗癌食品，目前人类已积累了一定的观察资料和研究成果。科学家已从食物中发现上百种防癌和抗癌成分。一些食物营养素缺乏容易致肿瘤，富含这些成分的食物则具有防癌作用；另一些食物则因含有抑制肿瘤细胞生长的活性物质而具有抗癌作用。以下这些膳食建议对防癌抗癌有帮助。

一、以植物性食物为主

较好的食谱应该是低脂低盐、低热量和高纤维饮食，以多种来源的粗加工的淀粉（米面）和富含蛋白质的植物性食物为主食，应占总能量的45%至60%，即植物性食物占饭菜的2/3以上，但却不主张素食。个体每日摄入的淀粉类食物应达到600克至800克，还应尽量食用粗加工的食物。注意各种营养的均衡搭配，勿偏食；食物新鲜，尽量少吃加工食品，品种要多样化，保证人体获得丰富而全面的营养素。

二、蔬果类

多吃蔬菜和水果，使其提供的热量达到总能量的7%，每日达400克至800克。有专家在研究了156种水果与蔬菜与癌症的关系后指出：水果与蔬菜所含的成分各异，不同成分对于肿瘤的形成和发展的影响也不同，因此，果蔬的多样化防癌效果会比单一的好，而且应该是应季的自然成熟的，少食用催熟的、加工的和不新鲜的食品。

三、肉类

肉类食品中的每日红肉（猪、牛、羊肉）类食品量在80克以下，所提供能量占总摄入能量的10%以下，尽可能选白肉（鸡、鸭、鹅和鱼肉）。按世界癌症研究基金会的推荐，每周食用红肉不得超过1斤，并选用脂肪含量较少的。避免食用加工的肉制品。

四、总油脂类

总脂肪与油类所提供能量占总能量15%～30%，动植物油都要适量摄取。减少脂肪摄入，少吃含动物脂肪的食物，如牛油、奶油、肥肉和动物内脏等。应选择含单不饱和脂肪并且氢化程度较低的植物油。

五、盐

限制钠盐摄入，成人每日从各种来源摄入的食盐不应超过6克，儿童不超过3克，其中也包括盐腌的各种食品。

六、糖

控制甜食，精制糖提供的总能量应限制在总摄入能量的10％以内。

七、食物烹制加工

在吃肉和鱼时用较低的温度烹调，不要食用烧焦的食物，也不要经常食用炙烤、腌制和烟熏的食品。

八、食物保存

易腐败的食品在购买时和在家中都应冷藏或以其他适当方法保藏。防止易腐食物受霉菌污染，应避免食用受霉菌毒素污染（即发霉）或在室温下长期储藏的食物。

另外，对食品的添加剂及各种化学污染物应留意其安全用量，考虑其致癌的潜在危险。

九、营养补充剂

补充剂不能减少患癌的危险概率，大多数人应从正常饮食渠道获取各种营养成分，而不是营养补充剂和所谓的补品。

《黄帝内经》四季养生

中医常常提到"天人合一"一说，认为人是地球上进化的高级生物，地球提供了人类生存发展的适宜条件，人类只有适应自然变化才能维护健康，生生不息，即"适者生存"。《黄帝内经》提出根据自然界春生、夏长、秋收、冬藏的规律来调节日常生活以及精神活动，提倡"四气调神"，"春夏养阳，秋冬养阴"，只有顺应天时（四季变化），才能维护人与天的统一与协调，才能健康长寿。

一、春季

季节特点：

"春三月，此谓发陈。"天气转暖，万物苏醒，充满生机。春季正是大自然气温上升，阳气逐渐旺盛的时候，此时养生应该侧重于养阳，以预防和减少一些疾病的发生。

保健方法：

1. 精神调养

春气生发，是精神病多发的季节，应放松心情，开阔心胸，避免消极情绪，欣赏大自然的盎然春色，保持阳气生发，肝气条达。这是护肝保肝的重要内容。坚持午睡，减轻春困现象。

2. 运动调养

初春是采纳自然之气养阳的好时机，而运动则是养阳的好方法。春季养生主张早起，以免影响身体的气血循环，其次是进行适当的户外运动，如慢跑、体操、太极拳、到花园或森林里散步、春游、放风筝、小区体育器材活动等。

3. 饮食调养

（1）应该"省酸增甘"，滋养肝脾。春季味过于酸，则易伤脾胃，因此春季饮食要省酸增甘以养脾气。少吃酸性食物如羊肉、鹌鹑、炒花生、炒瓜子、海鱼、虾、螃蟹等，少吃刺激性食物及不好消化的食物。

（2）多吃些温补阳气的食物，尤其早春仍有冬日余寒，可选择韭菜、大蒜、洋葱、魔芋、芥菜、香菜、生姜、葱。这类蔬菜均性温味辛，既可疏散风寒，又能抑杀潮湿环境下孳生的病菌。胃寒的人可以每天服用一些姜糖水温胃散寒，以防治感冒。

（3）适当吃些富含硒的食物，如鹌鹑蛋、芝麻、杏仁、枸杞子、豇豆、黄花菜等，以提高人体的免疫功能。

二、夏季

季节特点：

万物茂盛，植物开花结果，阳气盛极。夏季是人体心火旺，肺气衰的季节，暑为夏季的主气，其性升散，容易耗气伤津。

保健方法：

1. 起居调养

晚睡早起，顺应自然，保养阳气。居所宜清凉。

2. 运动调养

盛夏高温尽量避免阳光直射，游泳泡水为最佳运动选择。适当晒晒太阳，还可以促进维生素D的吸收，增强骨质。锻炼后满身大汗切忌马上洗浴以免中暑。

3. 饮食调养

夏季养生，最重防"火"，注意补水，同时因水液丢失过多应注意补充维生素和电解质。补水时宜少量多次，每次补水不宜超过150毫升。补水的形式还可以选用菊花茶、赤豆汤、莲子粥、荷叶粥、百合汤、皮蛋粥等，既清凉解暑，又可生津开胃。饮食宜清淡富有营养，少吃肥腻辛辣之物，以免上火伤阴，宜多食甘酸清润之食物。

三、秋季

季节特点：

"秋三月，此谓容平。"意思是万物在秋季成熟，自然景象平定收敛。秋季的主气为燥。暮秋则是由"温燥"转为"凉燥"。

保健方法：

1. 起居调养

由于阳气渐收，阴气渐长，人体的阳气随之内收，因此作息应该是早起早睡，以保持神志的安宁，来减缓秋季的肃杀之气对人体的影响。

2. 运动调养

慢跑、打太极拳、散步、做早操、爬山、打球、游泳、跑步、健美等，随人所好，量力而行。以提高身体机能和抗病、耐寒能力，迎接冬季。其中冷水浴，冷空气浴及冬泳等耐寒体育锻炼项目，也应在秋天坚持，循序渐进，使身体逐渐适应寒冷刺激。

3. 饮食调养

避免大量进食补品。应多吃些绿豆、扁豆、薏米、荷叶等，使体内的湿热之邪从小便排出，彻底消除夏日酷暑的"后遗症"，促进脾胃功能的恢复。宜素食进补如芋头、红薯、包心菜和萝卜等。饮食要省辛增酸以养肝气，同时还要润燥润肺，补充水分，经常食用滋阴润燥的食物。

同时饮食上还应注意尽量少食生冷、辛辣刺激、滋腻厚味之品，葱、姜等辛味之品会发散泄肺，也应少食。年老胃弱的人，可采用晨起食粥法以益生津，如百合莲子粥、银耳冰糖糯米粥、生地粥、杏仁川贝糯米粥、黑芝麻粥等。

四、冬季

季节特点：

《黄帝内经》指出："逆冬令则少阴不藏，肾气独沉。"阴气盛极，万物收藏。与冬季相应的人体脏器为肾，在冬季要补肾阳、祛寒邪。

保健方法：

1. 起居调养

冬季宜入睡早。冬日阳气肃杀，夜长昼短，宜早卧晚起。

2. 运动调养

老年人应以室内为主，室内的温度要恒定适当，可选择散步、跳舞、打太极拳、做操等运动项目。年轻人则可多接触冷空气，多到户外活动，呼吸新鲜空气，促进防寒调节功能。可选择的锻炼项目如跑步、打球、滑雪、滑冰、冬泳及散步、跳舞等。

3. 饮食调养

冬天味过于咸，易伤心气，因此冬季饮食要省咸增苦以养心气，同时冬季是进补的大好时机。中医认为，冬季人体阳气收藏，进补可以避寒就温，补益阳气，增强肾精，使身体强壮，可为来年"春生夏长"做好准备。

常用的甘温助阳的食物有肉类海鲜类的牛肉、羊肉、狗肉、鸡肉、鸽肉、鳝鱼、鲢鱼、海虾、鹌鹑和鹌鹑蛋，蔬菜类的马铃薯、韭菜、淡菜、山药、核桃、栗子、大枣、辣椒、洋葱等。此外冬季还应遵守"秋冬养阴"的原则，即食用一些滋阴潜阳的食物，如桑椹、桂圆、甲鱼、黑木耳等。适当饮酒能"和血行气，壮神御寒"，但勿过量。

《黄帝内经》自问世后两千多年来，其所蕴含的养生智慧影响了历代医家，为国人的养生提供良好的指引，至今对现代人的保健养生仍有很高的参考价值。以"春夏养阳，秋冬养阴"作为理论基础，顺应四时阴阳盛衰的养生观，为中华民族的合理养生，强身健体，防患未然，延年益寿做出了积极的贡献。

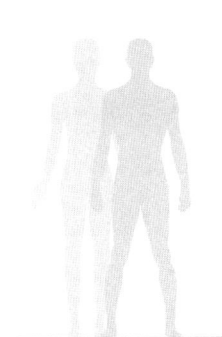

我眼里的中医

詹 锋

接到仓促的命题约稿，一时不知从何说起，多年埋头日常工作似乎没想太多，但中医、中西医结合作为我安身立命，经年耕作的领域，对此没有一点感悟似乎也说不过去，就谈些杂感吧。

我20世纪90年代初毕业于西医院校，后考取中西医结合的研究生，在当时20多人的班上是唯一一个从西医考入的，多年后在参加全市的中西医结合专业的医师资格考试中发现同批考生仅仅4人。很显然，在西医、中医和中西医结合三支队伍中，后者规模最小。在两种医学理论体系中进行医学实践是一种中国特色。

一、关于中医理论

说到中医的方法论，回顾历代中医的发展可以看出，中医治病是在通过望闻问切等中医特有的诊断手段收集了第一手临床资料以后，在中医理论框架里进行臆想，揣测，经验总结，反复的验证，最终达到去病强身的目的的。在针对某一个病症的认识中，往往要经历反反复复的过程，这期间的不断思索，假设，尝试，纠偏，验证，由不靠谱逐渐靠谱，由偶然性找出必然性，逐渐发现规律，接近真理，用以前经典的一句话来说就是"去粗取精，去伪存真"。比如说，古代有守株待兔的故事，大家都知道是个做事不靠谱的故事，我愿意以此为例做一新说。话说这回捡回兔子的不是老农而是一个书生，他红烧了兔子叫上几个同学下酒吃，觉得美味，决定相约次日再去弄些兔子来。做东的A发表了高见，总结了兔子撞树的几个原因：早上7点天蒙蒙亮，兔子看不清路；春天，发情期兔子急躁，跑得欢；撞到的是东边村头倒数第三棵树，那树颜色深，藏在第二棵树斜后方……大家守候三日，无果，均嘲笑A扯淡。B提出密植速生的树木，放家犬狂吠，追赶草丛中的野兔，次年春天于野兔繁殖时居然又捡到一只撞树的野兔！但守株待兔变成了追兔抓兔了，在经验指导下似乎靠谱了一些。这帮书生后来又去打鸟，A白天出去打，收获寥寥。B爱琢磨，喜观察，一到晚上就扛枪出门，助手拿着火把照，找到树上的小鸟，经常是好几个挤在一起，受到光照也不飞走，一枪掉一只，屡屡得手。读过生理学现代人才明白，视细胞分为视杆细胞和视锥细胞，视杆细胞对弱光敏感，主要负责在昏暗环境中产生暗视觉，视锥细胞感受强光和颜色，产生明视觉，对物体细节和颜色分辨力强。鸟类和鸡的视神经细胞里只有视锥细胞才导致它们在夜间几乎成了瞎子。中医看病，类似这些书生捉兔和打鸟。达到目的，前者靠的是经验，后者是科学研究的结果。从偶然现象中逐步找到了一些规律。最初产生的一些中医理论就像A君对捉兔的见解一样给人不靠谱的感觉，所以有人觉得从哲学的角度很容易理解中医的理论，但却从中找不到太多的科学成分。

前些年，某朋友转发一篇题为《中医让你糊里糊涂活下去，西医让你死得明明白白》的帖子，向我求感想。我说，关于中西医，我更乐于用传统医学和现代医学这种表述法。所谓的糊里糊涂和明明白白，我理解这些感觉的缘由是由于两种理论体系由于产生于不同年代，源自不同的学科，在面对同一个研究对象时给出了不同的解说。中医的确不是现代意义上的自然科学，从理论上它缺乏基础科学的支撑，从技术上看，它是与耕牛犁耙（农具）、弓箭（武器）、马车（交通）和茅房木屋（建筑）等工具同属于农耕时代的产物，囿于历史条件，它既具备许多哲学上的宏观视野，也包含了很多臆想的成分，由于历史的机缘它最终没能走上实证的道路，而变成了充满唯心主义思辨色彩的经验医学，恩格斯称之为"天才的臆想"。传统医学有几千年的历史，而现代医学只有短短的100多年的历史。现代医学立足于基础科学，借力于现代科学理论和技术手段而飞速发展，并分化成多个具体的学科使其得到纵深和精细的发展。

目前西医中的一些学科发展遭遇瓶颈，同时也有许多疾病比如血液病等在疗效上不尽如人意，但却因为它们构建于现代科技之上而得到宽容，而中医由于其模糊的理论而不受待见。前些年，随着国人保健意识的提高，与中医相关的养生保健品和打着中医旗号的保健场所像雨后春笋，遍地开花，但良莠不齐，鱼目混珠，往往被人诟病。正统的中医权威部门鲜能及时站出，划清界限，自证清白，直到一个个"大师"相继倒下。西医里边也有骗子，但由于很多时候有现代科学的标准和规范的监督，行骗者不容易得手。相反浑水容易摸鱼，因为理论糊里糊涂，所以让人觉得神奇，所以容易让一些人钻空子，胆大妄为。孙中山和鲁迅等名人对中医也曾颇有微词，这与他们那个年代的那些与巫术迷信骗术为伍大行其道的歪门邪道者有关系。然而，中医也有那么多深奥玄妙的经典古籍和虔诚精进的名家大医，他们才代表着中医的正道。

二、关于中医的功能

随着医学科学和技术的发展，总会有一些旧的技术被新的技术逐渐取代，或者某些技术会被弱化，西医西药也是如此。我实习的时候还没有CT，在神经内科短短的一个月的轮转中因为脑血管病的诊断居然为病人做了28人次的腰椎穿刺术，而神经内科医生往往要依赖针头叩诊锤等查体工具来确定损伤部位；心脏和颅脑血管支架术的出现，也减少了溶栓术的使用机会；甲状腺B超技术的深入研究也使得一些不肯接受细针穿刺活检的甲状腺癌患者免受穿刺的痛苦；电子纤维胃肠镜和无痛技术的结合使得胃肠病的筛查得以普及，也使得胃肠道钡餐检查的使用机会越来越少；CT和MR的出现，为临床提供了比X线片更高清的影像，减少了X线的使用频率和对患者的辐射；非甾体镇痛消炎药新制剂的更新换代曾使得历史悠久的阿司匹林退居二线，后来它又被作为抗血小板药而广泛使用；曾被用作心血管扩张剂的万艾可因其性兴奋的副作用而转身华丽登场，但随着希爱力等同类新药的研发出品，它的光环也逐渐退却……凡此种种举例，意在说明在医学领域里也是"长江后浪推前浪"，"三十年河东，三十年河西"的，要以平常心看待这些技术和药物的变换。从另一个角度来看，新技术新药物的出现很多时候是病患者的福音。

临床上中西医均有长处和不足的地方，对那些穷尽现代医学技术仍无法解决的疑难杂症，对那些难以接受西药副作用的患者，中医总是抱着"我能帮你做些什么？"的心态；对于需要临终关怀的患者，扮演心理暗示或社会支持的角色，中医也是个不错的选项。有时候我与病人商量"你愿意尝试一下中西医一起治疗吗？""你这种情况比较适合中医治疗"，或者如实地说"你这种情况中医很难帮上你的忙"。用好中医不容易，哪怕中医只是能解决一个症状（比如多汗）。

　　身处中西医两个体系的中间桥梁的位置，当知取长补短，因病制宜，因人制宜。要知道一个患者哪些方面是适合用中医治疗，哪些方面适合用西医治疗，哪些时候用中西医配合协同治疗会使病人获益更多，痛苦更少，付出代价更小，这就要求中西医结合从业者去积累广泛的相关学科的知识。有时候，病人在就诊时问一些问题。比如说"医生，你说，西医只是治标，中医才能治本，对吗？"之类我只是笑而不答，无暇展开讨论，因为这无关紧要，是个哲学问题。如果他问"医生，我这个肿瘤可不可以不做手术而靠吃中药把它消除掉？"这就是个实际问题，我就必须严肃作答了。十多年前，在一次会议上，我曾聆听钟南山院士说过一个故事。一名中年男性因为胃痛、纳呆去一位老中医处就诊，老中医把脉开方，就诊两次之后，胃痛明显缓解，以后每次犯病再服中药又很快缓解，而且胃纳增加，精神好转，半年后，他再次找到老中医，告诉他说："您开的中药很好，每次我胃痛发作时都很管用，但是，大夫啊，我最近到医院去检查，发现是胃癌晚期！"钟院士当时的用意是强调明确诊断的重要性，不明确就是糊里糊涂，医生的糊涂非但不能让病人活下去，而且还耽误了治疗时机。相信这样的例子在过去还会不少，尽管临床上误诊漏诊在所难免。在西方国家，一般要尽一切现代手段力求完善各项诊断之后，方可开始选择治疗选项。假如这个病人先是去看了一个年轻点的医生，或者看了医院的消化科，也许结局就不同了，手术之后再去找老中医调理身体，预防复发，这样的结局，是不是好一些呢？当然如那篇帖子所说的那些神奇例子在民间的确也有。如何用好中医，将其发挥到极致的确是一门技术。

　　同时这个例子也说明了医生掌握全面知识的重要性、多学科合作的重要性。复杂的病例需要多学科综合干预，包括像中医、康复、营养以及技诊等这样的"少数民族"科室。曾有段时间中医界提出过中医适宜病种的问题，这就是中医一张很好的名片。在医学的舞台上，中医只有适时地登台亮相、出彩，才能显示出它的用处和长处。

　　中医还强调，"上医治未病""病向浅中医"，而目前医院受追捧的医生来自最热闹的部门，殊不知这相当多的病人源自庞大的亚健康人群，若能及早干预其不良的生活方式，及早发现疾病的萌芽，及时阻止病程发展，必然能分流这最热闹的部门，从而减少慢性病的发病率和国家的医疗开支。虽然生老病死为自然规律，但古老的中医蕴藏了这么一种智慧，使人少生病，晚生病，少生大病，为人们实现健康长寿的理想助上一臂之力。记得十多年前我在病房值班时，曾送走一名身为年轻富二代的肝癌晚期患者，临走前我跟他断续有过一段对话。"这些天来看你的朋友络绎不绝，假如你把现在的钱分一半给我，我能让你回到五年前你的朋友圈里头有一个中医医生的朋友，你愿意吗？"他说愿意。当然，最终他的巨额存款也没能把他留住。在这个"假如"中，他认识中医医生跟西医医生，有什么关系呢？那时候在年轻人的社交场合中，一般人泛泛之交，如果不是家中有病患，一般不会带着些诸如化验单之类的东西（现在可以存在手机里了）。中医讲究望闻问切，较西医长于观察人的外表，感性思维会发达一些，对一些慢性疾病早期表现出来的生命的气息变化比较敏感，即使不把脉（也许冒昧），有经验的中医往往仅凭人的脸色、声息、表情、肢端唇甲等微观表现就能见微知著，预见疾病。

三、关于中医的定位

20世纪的中西医之争曾纷繁起伏，令许多中医人时不时底气不足。

2011年我到德国埃森自然疗法、中国传统医学和印度传统医学研究所做访问学者。出发前，一位行政领导惊讶地问："怎么德国人也信中医啊？"言外之意中国人都不信了，当时我也曾纳闷，德国医学如此先进发达，何以信我中医？到那里之后我就得到了答案。化学药物是把双刃剑，在治病的同时由于不合理的应用或难以避免的副作用，又每年都在断送着数以万计的生命，德国人希望找到既有效又比较安全的医药。和欧洲传统药物一样，中医是采用天然药物口服或外用的，相对安全一些，能帮他们解决一部分临床问题，又能被利用来保健养生，所以被德国人重视。而且德国人热爱大自然，喜欢质朴的纯天然的东西。安顿下来后，我就发现他们的商店里凡属转基因的食品均有标注，而天然的食品明显会比它们贵许多。闲暇漫步，湖光山色，尽收眼底。广袤的原野，绿海苍茫，宁静安然。热衷运动的德国人把一望无垠的绿野丛林变成了一个巨大的运动场，徒步，慢跑，骑马，划艇，瑜伽，冥想，健身操，太极拳，气功……每每见此情景，我都自问这不是我们前辈所说的"天人合一"的境界吗？

我比较倾向于西方对中医的定位和归类，即归属于补充医学和替代医学的范畴。这是种拿来主义的实用的做法，强调在当下的时间里解决临床问题，而不是流于理论上的泛泛之谈。德国的报纸时不时可以见到医院招聘中医师和针灸师治疗关节痛的广告。曾经在微信看到一则关于举办全国针灸推拿比赛的消息，个人不是很赞同这种做法。如果你用这些医学手段每天都能治病救人，积累口碑，或形成于文，何必去打擂比武呢？虽然中医也颇具人文色彩，但医学有其特殊性，它面对的是人，作为一门技术，评价它应该有相关的学科标准和规范。

四、关于中医的前景

二十多年前我作为一名在读学生参加一个会议时，见到有中医学者受访时曾悲观地预言，中医将在二十年后消亡。中医一直难以回避这样的问题，被蒙上一层悲壮的色彩。二十年后的今天，中医再次得到政府层面上的支持和战略高度上的倡导，虽彰显了中医文化走向国际的决心，但也不能驱除一些人对中医前景和信仰的危机感。

我以为不应该消极地考虑这一点。关于传统医学的是非争论应该尘埃落定了。时光荏苒，中医已经在现代社会发展中找到了自己的定位和归宿。中医在临床上有两种走势：一种就是传统的临证治病，作为主流医学之外的积极的替代医学和补充医学，作为一种辅助治疗的手段或是独立的备用选项；另一种就是，中医在保健养生、增强体质方面，蕴含着无限的潜力，所以被用来强体防病、延年益寿，这是中医发扬光大，配合国家健康战略的大好时机。治未病，管理好疾病的上游，这是中医和中西医结合大有作为的事情。中医可以同时在综合医院、社会上和民间发挥其功能。国医馆、中医馆等就是中医回归民间的一个形式。至于中药学则蜕变为药学的一部分，并为现代药物学的发展提供一个宝库。屠呦呦的成功就是一个很好的例子。虽然她使用的是现代药学研究的方法，但她研究上的突破得益于中医古籍的启发这一点当无异议。总之，传统医学对现代医学应当发挥更多的互补、协同和增效的作用。

中西医结合的一个任务就是用现代医学来解读中医的本质，用现代的技术手段挖掘中医精髓并发扬光大，但现在中西医结合的提法已经较中西医并重的提法少见了。鉴于对中医的定位，我想中西医还是各自独立发展为好。中医临床，无须扩大规模和从业人数，而是要提高从业者的专业素养，增加内涵，把中医临床做得更加精细，更加有效。对待中医保健领域则相反，希望有越来越多的受众来参与，谁参与，谁受益。

中医科研也要注意到它特有的理论体系，不一定要硬性规定地一概按照现代科学的方法搞科研，唯SCI文章为上，事实上很多中医医生觉得读医案还有益一些；也不要蜂拥而上，追逐现代医学的热门，一有新的概念出来，就迅速与其沾上边，比如从以前的NO、细胞凋亡、肿瘤细胞休眠到现在的大数据、云数据等等，仿佛这就是创新。

五、关于其他

顺便说一说我接触到的中医人。记得有人提出"学中医的人往往都很长寿"这么个现象，也有人举出一些例子来反驳。我的确是见闻过一些长寿中医。现实中，不同的长寿老人有其各式各样的养生方法，有践行静养的，有喜欢运动的，有热闹地扎堆唱歌的，有安静地独自写书法的，有纵横山水爱好摄影的，有偏于一隅养花养鱼的。在我身边，有两位老中医特别有"中医范"，他们淡泊名利，不温不火，哪怕是大嗓门说话我都没见过。他们那种温和、慈祥、敦厚的品性，使得人与其相处如沐春风。那种心态和风度，对自己对别人都很有益处，使我感觉到中医朴实无华甚至看起来有些憨厚的一面，那种感觉一如你在读《黄帝内经》，与远古的长者促膝而谈，交流心灵，沟通灵魂。这是种养心的感觉，最终得到养生的收益。他们那种神情、气质、风范，与其长期的职业熏陶是分不开的。他们其实就是在运用中医来修心养性，延年益寿的。

所谓"养生重在养心，养心重在养德"。作为现代中医人，除了师承前辈们的临证技巧外，他们那种敬畏生命、宠辱不惊、沉稳淡定、知天命的心态也是值得学习的，更重要的是学习他们"大医精诚"的品德。上述两位中医师出同门，都曾是岭南名老中医陈治平的徒弟。上个世纪七十年代末，陈老中医驾鹤西去时也年逾九十了，这样的高龄在当时是少之又少。前些年我受命整理陈治平的遗著，历时两年多，对我而言不啻是一次中医的再教育。透过那洋洋洒洒的数十万言，从其充满传奇色彩的经历中，我时常感受到他那种作为医者心系苍生的悲悯、救死扶伤的大爱，那种突破中西医壁垒对医学科学执着追求的精神，那种一丝不苟的严谨的治学态度。那些泛黄的书页、那些工整的字迹无不闪耀出高尚医德的光芒。

◎ 分享：关注健康话题

自古以来，健康长寿是人类追求的一大理想。随着经济的进步和科技的发展，人类的平均寿命得以延长。世界卫生组织公布的《2012年世界各国平均寿命排行榜》中，排名最前的日本人均寿命达83.4岁，日本女性平均寿命为全球最长，可达86岁。这是人类文明进步的标志之一。

在每个人的人生道路中，至少横亘着疾病和衰老这两道关卡，人要健康长寿，就要好好渡过或跨越这两道关。衰老无可避免，疾病却可预防。近年来对人类威胁最大、发病率最高的除心脑血管病外就莫过于癌症（恶性肿瘤）了。

世界卫生组织调查报告显示，2008年全球死于癌症的人数达760万，现每年约有1300万新增癌症患者，其中三分之二新增癌症患者和死于癌症的患者来自发展中国家。世界卫生组织估计，癌症正取代心脏病，成为全球头号杀手，全球癌症患者的数字，在2030年前将增至20世纪最后30年的3倍。

也就是说，每一天有成千上万的人像飞蛾扑火一样掉入癌症的火坑，还有成千上万的人朝着癌症的方向奔去，而目前我们治疗癌症还远不能像治疗其他疾病那样有效，如果不能预防癌症，谈何长寿？那么我们能做些什么呢？我们要怎样做才能尽可能地防止癌症的发生，才能阻挡癌症发展的步伐？这是全球居民共同关注的健康话题。

☺ 符医生语录

如果把疾病看成是一条动态的河流，那么肿瘤就属于下游，要想解决问题，就必须从源头开始。如果只是将下游的问题解决，却不去管上游的状况，那么总有一天下游还是会再次被污染。所以对于肿瘤的治疗原理，我们必须通过预防医学、健康学、健康哲学来完成。

问渠哪得清如许
为有源头活水来

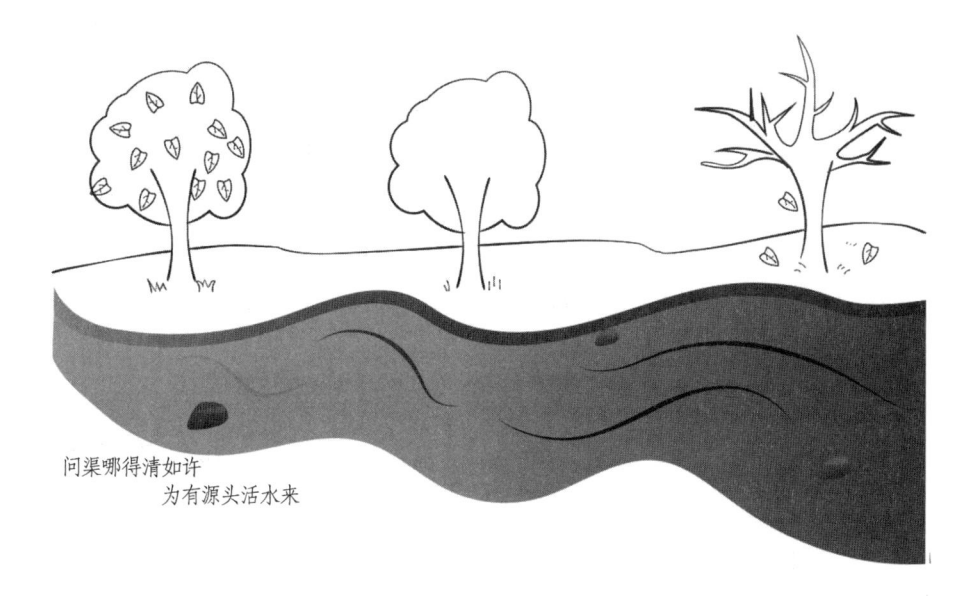

就拿肝来说，将肝癌当成下游世界的话，那么其上游世界就是肝硬化，再往上就是肝炎。为什么如今大家都认为肝炎很难治愈？从哲学的角度来说，就是因为医生对于疾病的治疗是从病毒入手的，他只负责去杀死肝炎病毒，却忽略了人体细胞对肝炎病毒的抵抗力。肝炎病毒只能存活在肝细胞内，不可能存活在肝细胞外。因此除了杀死肝炎病毒，还要注重蛋白质的补充，以加强肝细胞膜的完整性从而起到更好的保护作用。切勿只顾前方杀敌，不管后方防线，被敌人抄了后路都还一无所知。由此可见，凡事都要考虑两面性，有矛就有盾，治病也不例外。

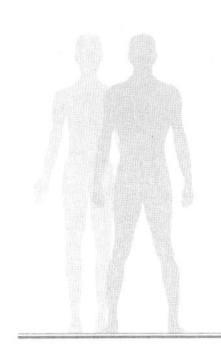

促进新陈代谢之睡眠

张 斌

张斌,三甲医院精神卫生中心主任医师、教授,硕士研究生导师。中国睡眠研究会理事及副秘书长,青年工作委员会副主任委员,中国医师协会睡眠医学专家委员会委员及副秘书长,西部精神医学协会睡眠健康促进委员会常务委员,广东省睡眠医学会常务委员,美国睡眠医学会会员,中国精神科医师协会青年委员,前任青年医师联盟副主席。

睡眠是提高新陈代谢最好的方法之一,因为睡眠的过程就是身体自行清理垃圾的过程,而睡眠越少的人,越容易肥胖。就好比一个城市里所有的环卫工人突然罢工,一夜之间这座城市便会垃圾围城,臃肿无比。

睡眠的重要性

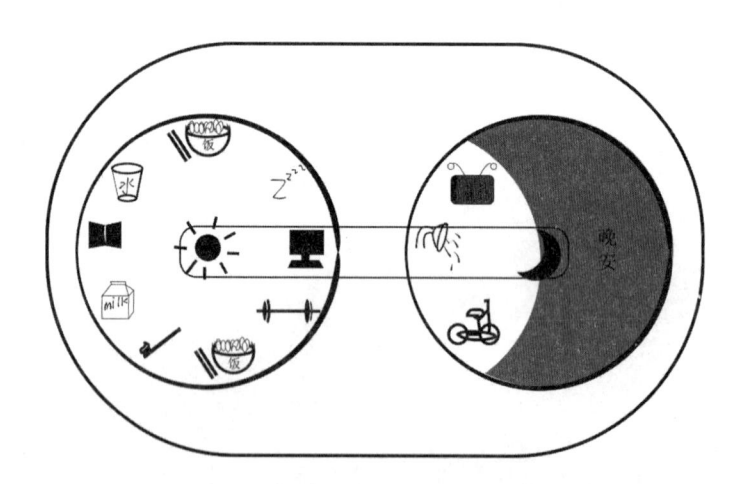

睡眠是人的生命中必不可少的一部分，没有人可以离得开睡眠。中世纪的西方有种刑法，名为"不准睡"，有个罪犯被判处死刑，国王就是用"不准睡"的方法来处死他的。在执行的过程中，只要他一有睡意便会被酷刑折磨。临死前他痛苦地说："我宁愿早点死，也不想再忍受这样的酷刑。"因此，睡眠可以说是人与动物的救星，就连机警的长颈鹿每日也要睡20多分钟。

睡眠的生理意义可分为下面几点：

1.睡眠有助于人的生长发育

俗话说"能睡的孩子长得快"，其实是有科学根据的，在睡觉时孩子的生长速度要比醒时快三倍，因为促进人体生长发育的"生长素"，在睡着时会分泌得更多。所以想要孩子长得高，就必须保证充足的睡眠。这里的充足不仅要时间足，还要保证有好的睡眠质量。

另外，以前都认为老人瞌睡少，其实是错误的，能睡的老人才有可能长寿。因为老人的生理机能已经逐渐衰退，很容易感到疲倦，所以就更应该多睡。

2.睡眠有助于消除疲劳、恢复体力

疲劳一般是因劳动的强度造成的，劳动包括脑力劳动和体力劳动，强度又包括速度和持续的时间，速度越快或持续时间越长，强度也就越大，也就更容易疲劳。"积劳成疾"一词就恰到好处地反映了这一事实。疲倦是人体生理功能接近极限的信号，也就是通知你必须赶快休息了，当然最好的休息方式就是睡觉。

睡觉时，身体各种生理功能普遍降低，具体表现在下面几方面：

（1）肌肤、全身骨骼肌都会得到舒张，肌肉也得到完全的放松，身体不再维持自主姿势。运动神经也随着肌肉的放松而得以放松。

（2）心跳每分钟减缓10~30次，血压也会降低10~20毫米汞柱。睡眠若是加深，血压还能再降低一些。

（3）呼吸的次数变少，气息变得非常平稳，肺的通气量会降低25%。不过浅睡与深睡时的呼吸又有所不同：浅睡时，呼吸是有节律的；深睡时，一般无规律，有周期性变化。

（4）唾液分泌有显著下降，胃液分泌增加得很少，或是完全没有变化；但胃的运动始终都在持续，还有可能增加；胃部消化清空的时长同步于清醒时。

（5）尿液分泌下降，不过尿的浓度会上升；另外泪液分泌下降，但汗液分泌在上升。

（6）睡得非常深沉时，基础代谢也就是人的全部器官所需要的最低能量可降低10%~20%。体温也有所下降，一般在凌晨2到4时为最低。脑组织葡萄糖的需求降低，体内糖元含量增加。这表示，为分解代谢提供物质基础的合成代谢在睡眠时占优势。

3.睡眠可以保护脑力，使人恢复精神

对人的神经系统来说，睡眠是一种不可或缺的保护手段。睡眠与清醒是一种必要的生理转换过程，没有这样的转换，人就很容易生病。睡觉时人体基本处于静止状态，大部分功能都在降低，合成代谢占优势，对营养供给非常有利，能弥补清醒时的消耗，储存能量。

人的脑细胞有着非常复杂的功能，需要大量的营养供给，但人体缺乏储藏营养的能力，因此非常脆弱。然而，睡眠可以很好地将它保护起来，可预防对其造成严重损伤。

摆脱失眠的痛苦

大多数人都觉得每日8小时的睡眠才是充足的，其实不一定。睡眠的长短因人而异，即使是同一个人，处于不同年龄阶段，睡觉的时长也有所不同。有些人虽然比一般人睡觉的时间短，但如果在这短时间内睡得很深沉，不会中途突然醒来，那也是良好的睡眠，不能算是失眠。

失眠分为两种：偶发性失眠和持久性失眠。

偶发性失眠一般发生在陌生的环境或睡眠被干扰的环境中。例如，住在陌生的旅店、外来噪声（70分贝以上）的影响、气温过热或过冷、房间被强光照射等，都会使人在疲倦状态下也无法入睡。通常偶发性失眠都是短暂的，只要回到习惯的环境或不利的条件得以改善，就可不药而愈，因此出现偶发性失眠不用过于担心。

持久性失眠较为困扰，如果失眠问题持续数个星期，或失眠已达到严重影响日常生活的地步，就需要找出病因，对症下药。这类失眠成因复杂，可能与环境和服用过的药物有关，也可能和身体或精神疾病扯上关系。

失眠按发生时间可以分几个时段：

初段失眠：患者躺在床上，辗转反侧，忧虑重重，脑海中泛着令人忧心的事情，总是无法入睡。早上起来，感觉非常疲累，不能集中精神。可能是患者承受过度的压力，也可能是上文提及的各种心理和性格因素。焦虑症和各种疾病亦可能引致这类失眠。

中段失眠：患者虽然能够睡着，但不会睡得很深，有稍微的骚扰便醒过来。虽然能再入睡，但晚上会醒来多次。有不少因素可以引起中段失眠，如精神疾病、躯体疾病、嗜睡病、梦游病、睡眠窒息症等疾病。

后段失眠：这类人能正常入睡，而且睡得较深，但在夜半醒来，并且不能再入睡。如果醒来后感到极度抑郁，便可能是抑郁症或其他精神病的症状了。

多梦型：有些人经常睡到半夜"做噩梦"惊醒。他们可能生活压力大，心情紧张，也可能因药物副作用或精神病而引致被噩梦困扰。

一、造成失眠的原因

1. 疾病造成

（1）痛症，如骨痛、关节炎、风湿病、胃病等。

（2）肠胃不适、腹泻、胃液分泌失常、胃溃疡、十二指肠溃疡等肠胃病。

（3）心脏病、肺气肿、高血压可令病人整夜都不停要醒来喘气。

（4）患上前列腺肿胀的老人家，常会因为夜尿而醒来。

（5）脑疾病，如嗜睡病、梦游、帕金森病、睡眠窒息症等都令人睡眠片段化，容易觉醒。

（6）精神病，如抑郁症、焦虑症、精神分裂症、躁狂症、老人痴呆症等。

（7）不少药物的副作用都会令人失眠。

针对导致失眠的疾病加以适当治疗，可以舒缓由此引起的失眠。

2. 吃了刺激性食物影响睡眠

有些人以为喝酒可以帮助睡眠，其实酒精只在就寝初段有助入睡，但到后半夜反而会抑制睡眠。除了喝酒，吸烟也有可能使人难以入睡，因为烟草中的尼古丁具有提神和镇静作用。

此外，相信很多人都知道含有咖啡因的食品和饮品，例如咖啡、茶、朱古力和可乐等会令人难以入眠。牛奶含丰富的色胺酸，有助提高脑中血清素含量。血清素含量丰富的人一般较易入睡，而且较快进入熟睡状态，并能一觉睡到天亮。

3. 心理和性格障碍造成的失眠

有几类性格较易令人失眠：

完美主义：要求每晚都睡得很好，假如有一晚睡得不好，便觉得身体有大毛病，为自己制造大量无形压力，当然就很容易失眠。

紧张大师：为人太过严谨，遇到任何与日常生活规律不同的事情，都感到极不自在，如果晚上生活规律有违常规，便可能失眠。

过多忧虑：脑海里重复想着生活上不如意的事情，无法自制，心情变得不愉快，彻夜难眠。

多愁善感：遇到挫折或不开心，不是感到极度忧虑，就是变得情绪化，都可能引致失眠。

二、失眠后应该怎么办？

1. 坦然面对

失眠后不要太过紧张，更不能一直想着自己为什么睡不着，这样只会起反作用。要坦然面对，只要平静地躺在床上，身体照样能得到休息。若因此而出现焦虑情绪，只会让自己更难入睡，长期如此，很多人都忘了自己为何失眠，殊不知，这种焦虑情绪就是长期失眠最大的诱因。

2. 养成良好的生活习惯

（1）寝具

睡觉的床要软硬适中，被褥整洁，枕头高低适中，能支撑头颈，感觉舒服即可。枕头使用时间一长，就有可能失去弹性，这时就该换一个了。最好是穿宽松柔软的衣服。

（2）睡房环境

若是有条件，最好在睡房中装上空调，给居室提供一个适中的温度，当然选择噪声较低款式为佳。在房间亮度过高时，可戴上眼罩再入睡，怕黑的女孩们在房间中开一盏小灯。

如果有噪声干扰，又无法迅速消除，那就试着戴一副舒适的耳塞。睡前可听一段温暖抒情的音乐，使神经得以放松，有助入睡。另外，别将时钟放在可以一眼看到的地方，以免引起焦虑。

（3）固定睡觉时间

尽量确定一个固定的时间上床睡觉，且要坚持时间一到就躺在床上，让生理时钟固定下来，一到这个时间点就有睡意。当然也要有固定的起床时间，即使在节假日也必须坚持，避免生理时钟紊乱。在固定的睡眠时间外，尽量减少躺在床上的时间，避免午睡或白天小睡。

制定一套睡前"仪式"，在固定的睡前做一些与睡眠有关的事情。例如，上厕所、刷牙、换睡衣、做简单的体操、听音乐等。每当进行仪式时，就相当于告诉自己，马上就要睡觉了。

躺在床上，除了性生活以外，坚持不要做其他与睡觉无关的事，包括上网、看书、看电视等。

（4）饮食

在睡觉前4小时内不可以抽烟、饮酒，下午最好也不要喝咖啡和浓茶。睡前可以喝一杯热牛奶，有助入睡。

（5）放松身体

白天可以做些有氧运动，但睡前最好不要做剧烈运动，这是不利于入睡的。洗澡时，最好用温水，当然水温也不可太热，但用较热的水泡脚30分钟，对睡眠很有帮助。躺在床上之后，可以用按摩来放松肌肉，这对入睡也很有帮助。

◎ 分享：心理健康是身体健康的前提

对大多数人而言，心理是一个神秘的领域。然而，心理健康是生活的重要组成部分，却为大家广泛认同，这与世界卫生组织（WHO）的健康新概念是一致的，WHO指出健康是人的身体、精神心理状态与其生存条件的和谐和良好互动。

一个身体健康的人首先要心理健康，心理健康是身体健康的根本前提。身体健康的人还要学会善待自己，善待他人，适应环境，情绪正常，人格和谐，这便是心理健康维护。心理健康的人并非没有痛苦和烦恼，而是他们能适时地从痛苦和烦恼中解脱出来，积极地寻求改变不利现状的新途径。他们能够深切领悟人生冲突的严峻性和不可回避性，也能深刻体察人性的阴阳善恶。他们是那些能够自由、适度地表达、展现自己个性的人，并且和环境和谐地相处。他们善于不断地学习，利用各种资源，充实自己。他们也会享受美好人生，同时也明白知足常乐的道理。他们不会去钻牛角尖，而是善于从不同角度看待问题。

心理健康才能帮助我们正确和豁达地面对疾病、面对歧视与偏见，才能帮助我们妥善处理生活、学习和工作中遇到的矛盾与困扰，让我们能够处变不惊，坦然直面人生中的风风雨雨，同时，从日常生活的点点滴滴感受人生的美好，提高对生活的满意度和社会融入度。

符医生语录

对于新陈代谢最简单的理解可以叫作"旧的不去，新的不来"。我们必须让身体形成一个动态的平衡，才能达到健康的标准。促进新陈代谢的方法有很多种，其中最重要的是：睡眠、运动和排毒。

当体内各种毒素堆积，无法及时排除时，各个器官就会受到影响，肝的解毒能力、肾的排毒功能、肠道的吸收功能等等都在下降。这时候患癌症的概率也会大大地提升。

可将肝癌的形成做一个设想：肝脏里面有很多试管，而这些试管就是用来解毒的，它可以将血液中的毒素清除和分解，让好的血液流到身体其他地方。但也有很多毒是它解不了的，这些毒素被存放在试管中。那么如果这个肝脏的主人不注意生活习惯，常常熬夜、饮酒、抽烟、剧烈运动，总有一天这些试管会全部倒下来，身体的内环境也将被破坏，癌细胞有机可乘，在肝脏里肆无忌惮地衍生繁殖，生成肿瘤，肝癌就这样形成了。所以，肝癌常常是在某个严重的刺激下突然爆发的。

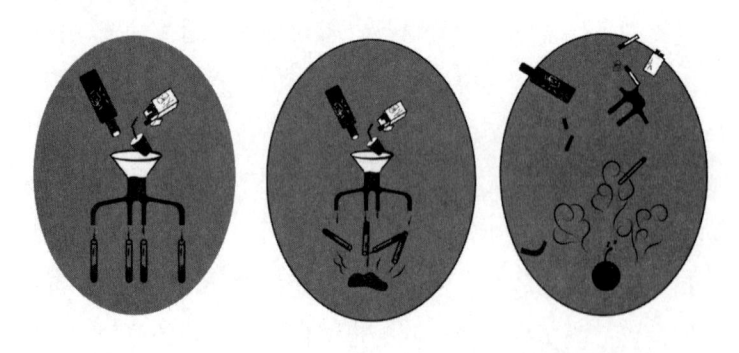

肝脏不能解毒之后，毒素就跟着血液来到肾脏。而肾脏的功能是过滤毒素，肾脏出了问题，就会失去功能，停止运作。一旦肾脏停止运作，无法过滤的毒素就会存留下来，最后倒霉的还是肝脏，所以就有"肝肾综合征"这一说法。这也是一种器官互害的情况，可见我们身体内的每一个器官都是相通的。而中医的作用就是调节这些器官，使它们达到平衡，和谐运作。

失眠是多因一果的病症，又是其他疾病的原因。有解吗？答案是肯定的！中西都有各自的解法——我实践过，而且有效。

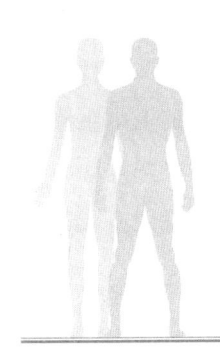

促进新陈代谢之运动

黄光棉

黄光棉，临床医学学士，健康管理师，从事健康体检工作多年，对个性化体检方案的设置经验丰富。对体检结果及数据的分析解读有专长，从而能早期发现疾病及亚健康问题，对个体或群体进行健康评估并引导。

卫生部公布的调查结果称，我国现有高血压患者1.6亿，血脂异常患者1.6亿，另外，还有肥胖者6000万，体重超重者2亿多，吸烟者3.5亿。而心脑血管病、恶性肿瘤是我国前两位死亡原因，分别占死亡人数的22.45%和22.32%，还有精神、心理疾患等，这些都在一定程度上与缺乏运动有关。

运动预防肿瘤的机制

运动跟肿瘤之间到底有着什么样的关系？适量的运动能够有效预防肿瘤？对于这一说法很多人都会半信半疑或感到不解，运动真的有预防肿瘤的功效吗？

国际著名运动医学专家范阿肯教授的研究发现，长期坚持体育运动者比不运动者患癌率减少约90%。为此他曾用8年的时间进行跟踪调查，对象为454名坚持长跑者与454名不喜欢运动者，最后坚持长跑的人中患癌者只有3人，而不喜欢运动的人中，患癌症多达29人，另外，坚持运动的患者死亡率比不喜欢运动者低得多。因此，运动绝对是预防癌症的有效方法之一。下面我们就来了解一下运动预防肿瘤的一些机制：

1. 运动时肌肉产生的热量高。人体剧烈运动时温度甚至可上升至40摄氏度以上，癌细胞对热的承受力远不如正常细胞，容易被杀伤。

2. 运动增加呼吸频率。正常人安静时每分钟吸氧为4到7公升，运动时则为100公升以上。吸氧量的上升，气体的频繁交换，有利于排出体内的致癌物质。

3. 运动可消耗掉体内多余的脂肪。脂肪是形成前列腺素、雌性激素的基地，而结肠癌、乳腺癌与这些物质有着密切的关系。运动可以消耗脂肪，减少雌性激素的产生，同时也就使雌性激素代谢产物的致癌作用下降，从而起到预防癌症的作用。

4. 运动总是能带给人身心愉悦，当人变得快乐时，所有的忧愁与烦恼也就消失，如此便可抑制不良情绪，还能起到减压的作用。

5. 运动时人体加速血液循环，毛孔舒张，排汗增多，可使体内的铅、锶、镍和铍等致癌物质随汗水排出体外，从而起到防癌的作用。

6. 运动能促进胃肠道蠕动，减少致癌毒性物质在消化道内的滞留时间，因此降低了消化道肿瘤的罹患概率。

7. 运动还可以改善人体的免疫功能。实验发现，当人处于运动状态时，所分泌的干扰素数量比平时要多一倍以上，而干扰素的抗病毒与抗癌作用很早就已经被证实。德国的免疫学家发现，人体免疫细胞的数量会随着运动量的增加而上升，即使像做家务、骑单车、上下楼梯等这种简单的运动，也能增加免疫细胞的数量。如此便可将癌细胞扼杀于摇篮之中。相反，久坐之人会因缺乏免疫细胞，而易患癌症。

一个科研工作者，由于腹痛进医院做了检查，发现为胆囊息肉，便没有引起重视。息肉是指人体组织表面长出的多余肿物，多为良性，但两厘米以上的息肉有50%的概率会产生癌变。

没过多久，这位科研工作者的腹痛加剧，不敢再大意的他再次来到医院。这次医生给他做了一个pet-ct检查。终于在胆囊附件发现了一个肿瘤，好在手术进行得很成功。肿瘤被清除之后，他每个月都积极配合医生做术后跟进检查。在检查过程中,医生又发现异样,便决定再给他做一次pet-ct检查。令人意想不到的是,这一次癌细胞竟然出现在他的腰大肌,这个部位是很少有人患癌症的,如果只是进行常规检查,可能只有等到病情非常严重时才能发现。这位科研工作者是幸运的,在及时发现之后,也得到了及时的治愈,当然之后的健康,还是需要他自己去巩固。

作为科研工作者,发病的原因很简单,一个是过度劳累,另一个便是久坐。这样,他会患上罕见的腰大肌肿瘤,也就不难解释了。

通过上面几方面的了解,我们知道了运动跟肿瘤之间的关系。运动既能预防肿瘤的发生,又可增强抵抗力,对大多数疾病的预防都有着不错的效果。而肿瘤病人就更应该坚持体育运动。患者家属们在细心照料的同时,往往忽略了一点,那就是适当的运动与锻炼,这对肿瘤患者来说极为重要。病人除了积极接受临床治疗,还要积极主动地配合运动锻炼,如此方可大大提高治疗效果和治愈率,降低复发的概率,进而恢复健康,提高生命的质量。

为什么说运动可以提高生命的质量?因为运动还可以锻炼一个人的意志,增强患者战胜癌症的毅力和信心。众所周知,勇气和信心对战胜许多疾病都是至关重要的,尤其是肿瘤,西方有位诗人这样说:"信心是半个生命,淡漠是半个死亡。"他的观点很值得我们欣赏。有了信心,就能激发顽强拼搏的斗志和坚强的意志,用坦然、乐观的态度去面对癌症,挖掘自身抗癌的潜能,最终才可以战胜癌症。

英国医学院的专家曾观察过57名因患乳腺癌而切除乳房的患者,发现那些悲观主义者术后不久多死亡,死亡率达到80%,而那些对治病充满信心的患者,10年生存率高达70%。由此可见,通过运动来增加患者对治疗的信心和毅力是多么重要。有了信心,再配合治疗,有望迎来"柳暗花明又一村"的美好局面。只有豁达地面对人生、调动积极的情绪,免疫细胞才能够活跃起来,才能获得与肿瘤抗争的能力。

适量运动更健康

生命在于运动,而运动也要讲究方法,应该说适量运动更健康。成年人体内脂肪过量大多与缺乏肌肉锻炼有关,肌肉锻炼是开启"男性荷尔蒙"唯一的钥匙。男性"脂型化体质"也是"男性荷尔蒙"下降的结果。调节体内原有"男性荷尔蒙"的水平，还是缓解女性更年期不适症的有效手段。

或许你要问，女人身体会分泌"男性荷尔蒙"吗？答案是肯定的。女性的肾上腺和卵巢会制造与雄性素有关的荷尔蒙，例如DHEA（脱氢表雄酮），DHEA会随着年龄增长而减少。如果严重缺乏雄性素，临床上会出现性欲和活力减退的现象，心情也会变差。

另外，肌肉运动可以形成一种良性的血管按摩。在运动时，肌肉会收缩，动脉血管和毛细管进行"挤压"，运动时血流量也会增加，可对静脉血管进行冲刷，因此，有节奏的"肌肉运动"可以保持血管的弹性，还能有效改善糖尿病人群的"高血压"。

锻炼的本质就在于强身健体，所以说适量运动更有益。因超负荷运动而猝死的案例也不少见。国内某医科大学一个六十多岁的教授，一个雪天的早晨，在运动场上跑步时猝死在雪地里。某省城一个七十岁的先生，在一个夏天的晨练中，猝死于登山途中。

运动性猝死有两个原因，一是运动者患有潜在的心血管疾病；二是由于运动强度过大、运动时间过长，超负荷运动，导致机体内环境发生急剧变化，诱发心肌缺血、心力衰竭或严重的致命性心律失常。

由于种种原因，很多人平时没有时间锻炼，一到长假或周末，便带着家人或约上朋友去锻炼，而且很想趁休假多运动一下，以弥补平时锻炼的不足，更有甚者，非要累得精疲力竭。这种"平常基本不动，周末长假拼命"的人不在少数。这种以偶尔剧烈运动来弥补平时锻炼之不足的方式，不仅达不到强身健体的目的，反而会造成一些不良的影响，因为这种"暴饮暴食式"的锻炼，容易导致器官、组织的损伤，打破机体内在平衡，甚至超越人体极限，落得个猝死的恶果。

何谓适量运动？就是运动的量并不太大，却能有效地促进机体的新陈代谢。这实际上是因人而异的，建议采取渐进式的方法自行摸索，以感觉有运动效果又无损伤为度。尤其是年老体弱者或病人，锻炼时更要量力而行，循序渐进，不宜参加剧烈运动。

常用的两种方法：

1. 步行

步行就是人们通常所说的散步，是一项生理门槛最低，自由度最大的运动。它无需过多的负担或条件，只要能走就行。早在1992年，WHO就认为步行可以说是世界上最好的运动。

有研究证明，65岁以上的老人每周步行4小时以上的与步行1小时以下的相比，心血管发病率要减少69%。

走路比跑步更加安全，是最不具冲击力的运动。每走1步，可牵动全身约95%的肌肉。每走30步，约消耗1千卡的热量。走路时每迈出一步，脚底落地所产生的冲击力是体重的1.5倍，而慢跑所承受的冲击力是体重的2~3倍，快跑时脚底落地所产生的冲击力是体重的7倍以上。跑步有可能使肌肉、韧带拉伤。而行走所产生的冲击力小，并能有效缓解肌肉、关节因得不到锻炼而导致的僵硬、萎缩、疼痛等症状。

世界卫生组织也认为，步行是最安全、最佳的运动和减肥方式。多方面的研究显示，步行有很多好处。步行有助于缓解压力和解除忧虑，使大脑思维活动变得更加清晰，适当步行运动可减缓中老年人衰老。多伦多大学运动与衰老问题专家谢泼德博士提出：你只有坚持相当长时期的运动，才会发现运动能使你年轻起来的作用。

当然，并不是所有走路都能达到运动效果，想达到运动效果，就要做到以下几点：

（1）每天走30分钟，每周走5天。运动后每分钟心跳数加上年龄等于170。

（2）每天最佳走路的时间是下午6~10点。

（3）走路的最佳温度是20~30摄氏度。

（4）如果是清晨运动，建议活动前喝杯冷开水为好。

另外，步行对提高睡眠质量、预防骨质疏松及一些慢性病都有重要作用，对强身健体、延年益寿是一种很好的运动方式。

2. 健步走

健步走实际上就是一种"规范化的散步"。健步走讲究姿势、速度和时间，行走的速度和运动量一般介于散步和竞走之间。

健步走是一种有氧运动，其优点很多。据世界卫生组织介绍，健步走对健身很有益处，不仅能增强心肺功能，改善血液循环，还可调整新陈代谢，对防治心脑血管病、血脂异常、糖尿病及肥胖等都很有帮助。健步走还可增加骨质强度、强筋健骨、减轻精神压力和调节心理状态等，所以也被称为"世界上最好的运动"。

健步走也要讲究方法，它是在自然行走的基础上，躯干伸直，收腹、挺胸、抬头，随走步速度的加快，肘关节自然弯曲，以肩关节为轴自然前后摆臂，同时腿朝前迈，脚跟先着地，过渡到前脚掌，然后推离地面。健步走时，上下肢应协调运动，并配合深而均匀的呼吸。

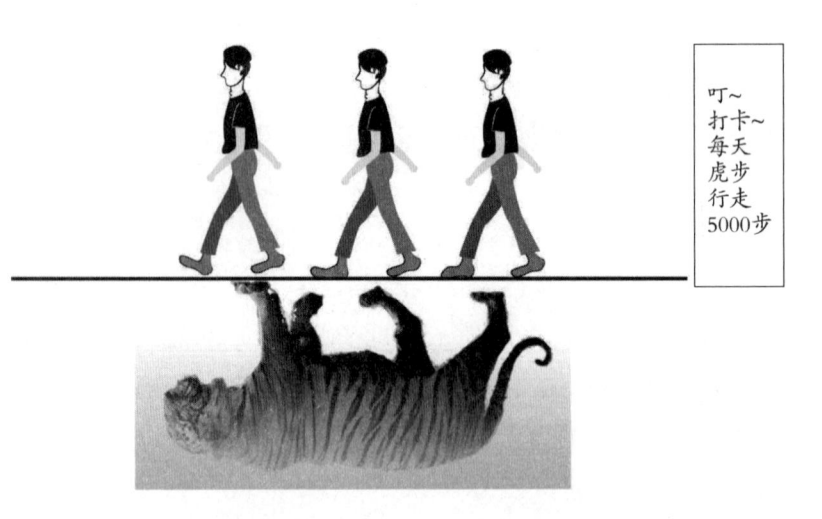

叮~打卡~每天虎步行走5000步

运动注意事项

1. 清晨不利活动

很多人都有晨练的习惯，其实严格来说，清晨并不适合于运动，原因有两个。

第一，外界因素。早晨空气中氧含量相对较少，而且寒冷刺激（特别是深秋、冬季和初春），有诱发血管痉挛的危险。

第二，内在因素。清晨人体的血黏度高，交感神经兴奋性增高，心率加快，血压升高，是引发中风、梗死的魔鬼时间。

2. 正确认识"饭后百步走，能活九十九"

"饭后百步走，能活九十九"，这是人们常说的一句话。但媒体上又有人撰文："要活九十九，饭后不能走。"那么饭后到底是该走，还是不该走呢？

"饭后百步走，能活九十九"的真正奥妙和意义，在于它的广义和含蓄。"饭后百步走"的"饭后"，不是指放下碗筷后的瞬间，而"百步走"更不是让人走百步。

从消化系统的生理功能来说，饭后胃是处于充盈状态，这时消化器官需要有充足的血液供应，以进行紧张的"工作"。若在这时候行走，四肢与身体其他部位就会又争夺去一部分血液，以致造成消化系统的相对缺血，不但导致胃肠道蠕动减弱，而且消化液分泌也会明显减少，从而影响消化功能。

研究证明，正常人平卧时消化器官可增加30%血流量。饭后胃、肠、肝、胆、胰腺等要对食物进行消化分解、吸收、加工和解毒，此时消化器官更需要足够的血液，以确保"正常工作"的完成。因此，饭后（尤其饱食后）即时运动或者参加剧烈活动及洗澡等，均不符合消化道的生理功能，对健康不利。

科学的做法是饭后最好平卧半小时，并略抬高双下肢，以增加消化道的血流量，提高其功能。已有研究报道，肝炎病人若能持之以恒地饭后平卧半小时，对减轻腹胀，促进其康复有着不可估量的作用。

由此可见，饭后适当休息一会儿，再去散步或做些适量的活动，对健康是有利的。

至于选择哪一顿饭的"饭后百步走"，一般认为，指的是晚餐后。

所谓"百步走"，也并不是指走百步。至于"百步走"的量和速度，一定要根据个人的习惯、年龄、体重、平时的活动量、健康状况等，灵活掌握，适当调控，切不可生搬硬套，因为个体间的差异太大，盲目追随或效仿往往容易出问题。有关"百步走"的建议，特此向大家介绍如下：

全国疾控系统倡导的"健康121行动"，指的是："一天一万步，吃动两平衡，健康一辈子。"目前国外也多普遍推荐是每天步行10000步，而我国不少专家则推荐每天6000步至10000步。

3. 有氧运动的强度

有氧运动也要注意强度，以"运动后心率+年龄=170左右"为宜，比如50岁的人，运动后心率达到120次/分钟，50+120=170。如果身体素质好，有运动基础，则可以多一些，达到190左右；身体差可以少一些，年龄+心率达到150左右即可。

生命在于运动，运动贵在坚持，要让运动成为一种习惯，做到持之以恒，这样才能"动出健康，远离疾病"。"动以养形，静以养心"，适度运动、不损不伤，才是科学的运动健身之道。

根据健康"五大基石"和"一大保障"的保健原则，采取健康的生活行为方式，才能乐而忘忧，才能减去心灵之压。

驾驭繁忙的工作，掌控自如的生活，有海涵天地之心态，才能确保身心健康，才能健康长寿，才能彰显人生快乐，这才是大智大慧的人生。知人生者，知驾驭也！

4. 运动时应注意的安全事项

（1）如果你平时活动较少，年龄已到中年或以上，计划锻炼前应做必要的健康检查。

（2）冠心病、糖尿病、高血压、骨质疏松、骨关节病等患者参加锻炼前应咨询相关专科的医生。

（3）每次开始锻炼之前都应该先做些伸展活动，促使身体进入适应状态。

（4）根据天气和身体情况调整当天的运动量。

（5）运动后不要立即停止活动，应逐渐放松。

（6）日照强烈及出汗较多时应适量补充水分和盐。

（7）步行、跑步应选择安全平整的道路，穿合适的鞋袜。

（8）肌肉力量锻炼避免负荷过重，应隔日进行。

（9）老年人在运动时如能够结伴而行，不仅能够消除孤单，最关键的是在出现意外时能得到照应并及时进行处理。

（10）运动应该量力而行，在运动过程中如出现持续加重的不适感觉，不要逞强坚持，应逐渐停止运动并及时就医。

——参考《行为决定健康》杨志寅

◎ 分享：我运动我快乐

运动是养生的重要组成部分。汉代华佗的话是至理名言，他在论五禽戏时指出："人体欲得劳动，但不当使极耳。动摇则谷气得销，血脉流通，病不得生。""不当使极"即言适量而不为过，过则于养生不利。保持健康的身体，离不开运动。生命在于运动，运动在于锻炼，锻炼贵在坚持，坚持就是胜利。

运动应该是一个快乐的享受过程，而不是简单地为了完成而完成的某一项任务，寻找能激发自己兴趣的运动项目，最好能找上同伴相互督促和鼓励，这样可以大大提高积极性和毅力。运动贵在坚持，三天打鱼两天晒网的锻炼方式对于防癌抗癌意义不大。只有持之以恒地运动，才能够真正起到提高人体免疫力、改善体质、防癌抗癌的效果。

运动是热爱生活的表现，运动让我充满活力，运动是一种生活态度，我运动我健康，我运动我快乐！

☺ 符医生语录

动则生阳，静则养阴；正所谓"身怕不动，脑怕不用。志怕不坚，心怕不静"。再好的机器不经常转动也会生锈，人也是如此，不锻炼便会减寿。我国成人习惯久坐或活动极少者有60%～85%。50%以上的劳动者在工作中以坐和站为主，行走时间非常短。这群人最容易患多种慢性病的，例如头晕、乏力、失眠、肌肉酸痛，下肢静脉曲张，长时间静坐还会降低生命的质量。久坐看电视、打牌、上网等因肢体活动太少，会导致各种疾病，甚至可致猝死。"久坐综合征"就是根据大量医学数据总结的。（见下图）

健康哲学——「回家的路」

久坐综合征引起全身疾病

**WHO 报告：久坐与70%的疾病相关
每年有200多万人因久坐而早死**

- 心烦意乱
- 高血压
- 常感冒

- 睡眠障碍
- 食欲不振

- 体重增加
- 骨质增生
- 体能降低
- 胃、十二指肠溃疡

- 心脏功能降低
- 冠心病增加
- 肺栓塞
- 椎间盘突出
- 腰、腹背部疼痛
- 结肠癌等增加

女性：
- 盆腔炎
- 附件炎

- 关节炎
- 抽筋

- 下肢静脉曲张
- 双足麻痹
- 骨刺

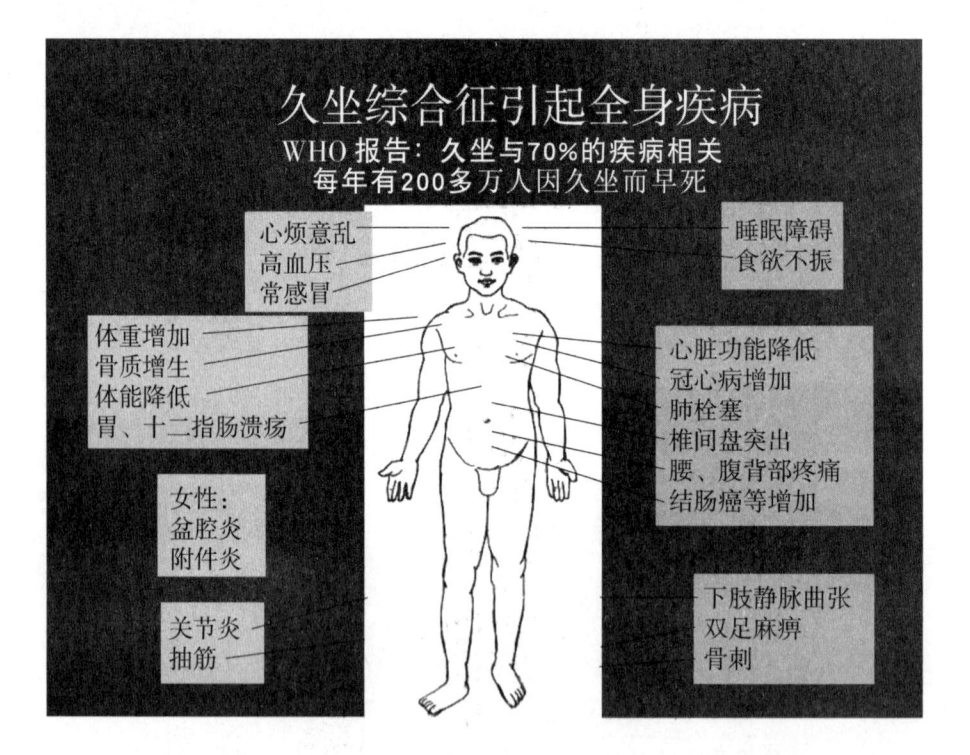

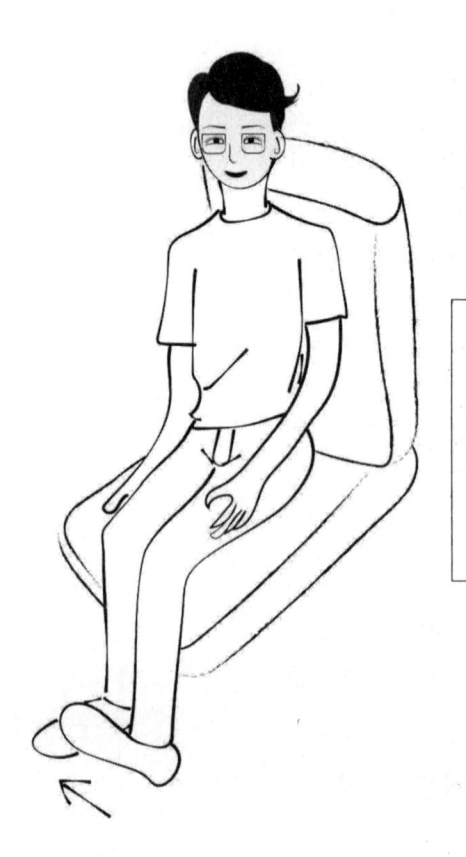

告诉你个小妙招

久坐时，脚可以模仿踩油门的动作哦~

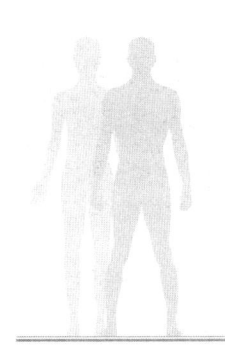

促进新陈代谢之排毒

刘 莎

刘莎,广东省人民医院健康管理(体检)中心客户经理。英国兰开斯特大学整合传播管理硕士,先后就读于英国兰开斯特大学和香港浸会大学,回内地后研读公共营养师课程。

最好的四种排毒方法:

一、大便排毒

很多人都习惯直接将排便与排毒画等号,其实不然。排便只是排毒的有效途径之一,所排的是人体消化道内的毒素。而像血液、高血糖和高脂肪等毒素,很难通过大便排出。

当然,身体健康与肠道的健康是分不开的,而肠道的健康就可以通过大便来反映。要留心观察大便的形状、颜色和气味等状况,由此可知肠道的健康情况。若是出现异常,必须高度重视,预防疾病发生。

由于工作生活节奏加快,不规律的生活、饮食不均衡、来自各方面的压力很容易让人的消化系统出现问题,通常的表现则是胃部不适、腹胀,以及便秘(一般看12小时内是否正常排泄)。排便不仅可以将体内多余的食物残渣、毒素排出体外，也是近期身体是否健康的表现。据符医生观察，身边有便秘困扰的朋友脸上不仅容易起疱疹，而且口气通常比较重，他们的情绪起伏波动也会比较大。顽固性的便秘，严重时还会造成心肌梗死。生活、工作带给我们的压力固然不小，借助药物虽也能舒缓症状，而长久之计还应该调整自己的生活习惯，使与生俱来的生理功能恢复正常。

保持轻松的心情进食，饮食定时定量，让生活张弛有度，适当运动，不仅利于食物在消化系统的吸收，更重要的是及时将体内的废物清除，减轻肠道的负荷。

那么，在饮食上又该如何调整呢？前面提到的平衡膳食宝塔告诉我们要吃些什么，它构成的基础就是满足各类人群的能量消耗，又利于消化代谢。其中，经常吃快餐、精米细粮，在外用餐常常肉多于蔬菜，很容易造成膳食纤维素缺乏，若再不有意识地补充些水果蔬菜和充足的水分，正常排便也不是一件容易的事，容易造成食物残渣在体内囤积。

还应该引起重视的是，参与食物消化的除了水、膳食纤维素，还有肠内细菌，人类肠道内细菌的种类随着年龄增长而变化。综合各家学者研究的结果，人类肠道内有百种以上的细菌，分成好菌、坏菌及中性菌。好菌比如乳酸杆菌（A菌）、比菲德氏菌（B菌），多见于乳制品和食物纤维中，利于肠道运作，保证免疫力；坏菌如肠炎弧菌、病原性大肠杆菌、葡萄球菌、霍乱弧菌等能对抗外来细菌，但过多则会产生有害物质，容易导致疾病。有些人的排便很臭，甚至常常放臭屁，就是因为大肠内坏菌太多所致。肉食为主的饮食不利于维持好菌与坏菌在肠道中的平衡，免疫力也会随之降低，使人脾气变得暴躁。所以，如果你不是胃酸过多，可以尝试通过每日喝一杯酸奶来增加好菌数量从而帮助消化。

——参考《大便书》吴镪煌　译

二、小便排毒

小便是身体排毒的重要途径之一，肾脏每天都有上百个肾单位在过滤身体内的水分，过滤水量大概为250升，其中还有一个重新吸收的过程（99%），吸收之后，每天排出的小便量大概为2.5升（1%）。因此肾脏是人体非常重要的器官，它能将身体所需的营养留下，将剩余的垃圾过滤出来。如果肾脏的过滤网眼太大，那么一部分营养也会漏掉，使得身体无法得到充足的养分。如果肾脏的过滤网眼太小，毒素又无法被排出。这时候，肾脏就在努力追求"中庸"，其过滤网眼太大或太小都不行，必须保持平衡。因此当人们的肾出问题时，医生就要对过滤网进行调节。

我们常常认为一夜睡醒后眼睛肿起来，是因为晚上喝水太多，其实恰恰相反，正是因为身体缺水，肾脏停止了过滤，才会造成眼肿。因此，无论何时，身体补水是关键。

夜起夜尿则反映了肾脏吸收功能下降，中医对此有明确的调理方法。

三、出汗排毒

出汗排毒是小便排毒的补充，尤其是针对重金属的排毒，汗液比小便排出的毒素还要多好几倍。而重金属在肿瘤的形成中，起了推波助澜的作用。人体内的重金属含量高，患肿瘤的可能性也就大。

德国体育医学专家艾伦斯特博士发现，在所有运动选手中，只有马拉松选手没有患癌症的病例，这与马拉松运动会出大量的汗液有着直接关系。因此，只要身体内的重金属含量少，癌症的发病率就低。

一个亚健康的患者，由于从不重视自己的健康，身体已经陷入了极度危险的状态，时常感到呼吸急促，喘不上气来，还带有腹痛、手脚冰凉，而且常常想睡觉，但又不敢睡下，所以只能虚弱地坐躺着。他常常待在空调房中进行大量的工作，汗液排不出来，体内寒气非常重，难受至极。

在他开始学习跳舞之后，身体终于有了改善。他自述道：我很想念我的舞蹈老师，只有她回来教我跳舞，对我像专业舞蹈演员一样每天疯狂训练3个小时，每天汗流浃背，连续7天，我的寒气才出得去。去年8月，舞蹈老师对我进行魔鬼式的舞蹈训练，本来是学舞蹈，结果帮我去了一身的寒气。那一周，每天3个小时的舞蹈，居然就让我瘦了10斤，身体也好了。

四、说话排毒

说话也是一种排毒。我们的身体内除了物质垃圾，还有精神垃圾，而精神垃圾就需要用说话来排出。在心理不平衡时，找个人说说话，一吐心中的不快，是一个很好的减压方式。

◎ 分享：80后的健康观

80后是在独生子女政策影响下成长起来的一代，家家都是"一棵苗"，备受呵护！儿时的记忆中，似乎我没有太多头疼脑热患病的印象，偶有不适，听家里人的话吞下几粒药丸就安然无事了。所以，我一直以来都认为健康是一个与生俱来的东西，无可非议。而今，提及"健康"，从改变认识到自我保健，我是从三个层次去理解"健康"的：

一、健康与医疗

家中有位长辈看着我出生，并给我拍下人生第一张照片。有天他被确诊患糖尿病，随后得了高血压，后来又听家里人讲他心肌梗死过世了，我才渐渐意识到健康对某些人来说，轻易就会失去。像大部分人，我觉得一个认识上的误区便是"健康"只是不生病的状态，一旦生病上医院找医生就行了，随着社会的发展医疗水平会不断提高，个人的健康总是有保障的。

然而，目前我国的医疗主要关注的是治疗疾病，预防保健更多地依靠个人。特别是有些疾病对人的伤害是不可逆转的，比如糖尿病、高血压等慢性疾病及退行性疾病，一旦得病，病人受到的伤害是永久的。医学的进步可以帮助病人缓解病情，但完全康复却比较难。某些疾病即使暂时治愈，也有随时复发的可能。

毕竟，医生不是神。原始社会时还没有医生，部族里有人生病时，会请祭师做法事来驱除病痛，延长生命，祭师所以被膜拜。随着医学的发展和进步，这种"迷信"仍残存，有人会将医生神化，认为高明的医术可以治百病，却忘了自己才是获得健康的主体。

二、健康是动态的平衡

生命是一个载体，承载着祖辈基因和后天我们的所感、所思、所忆，每个人对"健康"二字的理解及态度影响着各自的行为和习惯，又被其影响。基因不可改变，而保持健康状态却是我们可以把握的。健康应该是一种平衡的状态，相对的动态的平衡。何谓"动态平衡"呢？一是身体各系统正常运作，无明显的不良感觉，即"平衡"。某些人经常性头痛、便秘、疲劳，至少属于亚健康状态，需要及时进行自我调整。二是当外界环境变化时展现出适应力，能够有意识地进行自我调节构成平衡状态。理论上影响我们身体状态的因素包括心理、营养、环境、睡眠、行为等；像有的人出差一换了床睡不着觉，遇到没处理过的事情就容易上火、极度紧张，旅游出差容易水土不服；压力大的时候总是靠暴饮暴食排解……随着社会的发展，快节奏、超负荷、高压力、强竞争以及环境污染，直接影响着现代人的健康，很多的人感到不同程度的疲劳、焦虑，造成持续的失眠、消化不良，难以改善。外界因素像水、空气等我们需要时间、依靠政府综合治理，而我们的内环境和生活习惯可以通过自身努力来慢慢完善。

三、知行合一方得健康

近年，借助微博、微信等媒介，关于养生保健的信息高速广泛传播，我们往往不缺乏信息，缺的是理性思辨与合理实践，探索出适合自己的养生之道，并持之以恒，来降低患重大疾病的风险，从而延年益寿。绝不能等到大病临头，病急乱投医，追求偏方怪方。

随着父母年岁增长，有了保健需求，我积极学习起中西医保健的知识和达人的经验，感觉它们补充了我们原先知识结构中的不足。老祖宗留给我们的四季养生和"天人合一"的理论不一定完全适用于今日复杂的社会环境，却一定程度上能指导我们改善日常生活习惯、约束不良的行为。中医关于五脏保养与西医关于人体各大系统的保健知识不谋而合，认真学习二者让我们能更加全面地了解自己的身体状况，加上定期健康体检，及时了解自己的生理指标，就可以更有针对性地进行保健，不会盲目跟风。

像大多数80后一样，我曾经也是个夜猫子，忙于学习工作常常拖拉到午夜过后才肯休息，直到身体有点透支了；读了《黄帝内经》，通过合理安排作息，晚上11点前入睡，感觉自己的精神状态和免疫力都有所改善；在饮食上更倾向新鲜应季的食物；时刻留意自己的身体状况调整作息、饮食和日常活动。所谓"养生"，就是"滋养生命"，以实际行动从日常点滴做起关爱自己和身边的亲友。目前，我在学习营养师的课程，希望帮助自己的家人朋友更合理地安排平日的饮食，提高生活质量。

死亡，对某些人来说并不可怕，特别是一个人的生命没有受到侵害时。然而，在未来老龄化的社会，慢性疾病、退行性疾病比例逐步增加，更大的考验将是如何安度晚年，适应不断变化的外界环境，使人体与社会发展、自然相协调，同时减少疾病带来的痛苦和为之的支出，保证一定的生活质量。就个人而言，保健养生极具现实意义。

过去无法改变，未来起于现在。让我们从现在开始养成良好的生活习惯，努力保持健康的状态吧！

符医生语录

简单来说，一切对身体有用的物质都叫作营养，而身体内所有多余的东西都称之为毒素。人体内有了毒素，就会失去平衡，这时候想让身体恢复平衡，就需要排毒。例如，当人摄入的水或盐超过身体所需的量时，它就变成了有毒的物质。而这一道理也就刚好与中国传统所说的"中庸"和"过犹不及"相对应。

很多人将"中庸"直接理解为中间，而符医生认为的中庸不是中间，也不是平均，从医生的角度讲，去掉0与10中间任何一点，都可以是中庸。换句话说，中庸并非一定要在中间，只要达到平衡，去掉极端之后留下的任何一点，都可以称为中庸。

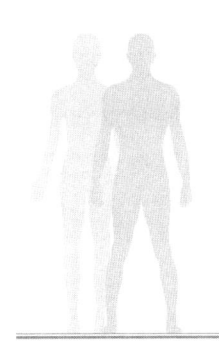

健康由自己掌握

符 蓉

符蓉，中山大学公卫系社会医学与卫生事业管理专业硕士，曾跟随导师研究非精神科医生的精神心理诊疗技能。现在CDC从事有关HIV项目工作。

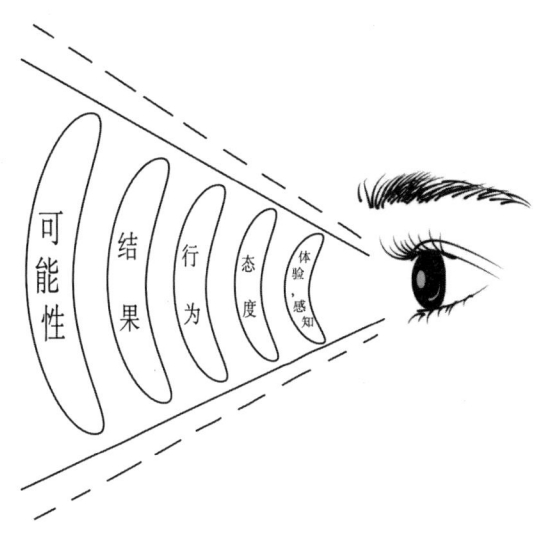

要改变可能性，必须改变——感知和体验。

健康管理应该从源头开始。在探寻问题时，人们往往只看清问题的表面，没有觉悟最根源的东西。就好像上面的图案，我们的眼睛只看到最中间的极为狭窄的那部分，总是想着该怎么扩大自己的视野，徘徊在前端的行为与可能性上，却从未想过从最原始的感知开始，去扩大自己看世界的角度。

对疾病的认识也是如此，我们总是急于解决眼前的痛苦，却忘了去寻找造成这些痛苦的原因，结果就落入了俗话批评的"头痛医头脚痛医脚"。因此，只有从根源管理，才能彻底解决问题。

5S健康管理系统

管理是有同源性的，管理这门技术，有90%是相似的，因此用于行政管理的5S管理系统移植到健康管理来使用，完全可行。

一、smiles（微笑）

每天的心情，与本书同步，每天都有个会心的微笑。希望每一位读者都是微笑着打开我们的书，且要笑着读完我们的书。

微笑不但是人际关系中最基本的礼仪，是激发想象力并启迪智慧的力量，也是健康心理乃至健康身体的出发点。

符医生在澳大利亚和瑞士看到满街都是微笑的人，自己也染上了微笑的习惯。回国之后，符医生带回来的微笑令很多人不理解，但不解的人最终也都被符医生感染得有了微笑，这是一个很奇异的现象。所以说环境很重要，微笑也需要一定的环境，微笑可以感染周围的人，也可以被周围的人感染。

二、simple（简单）

健康哲学用这样的方法维护身心健康，学会将复杂的事情简单化，简单的事情图表流程化，将自己彻底放松，放下那些不必要的东西，让生活简化。

工作也是如此，天下大事必作于细，天下难事必作于易。每个人都将简单的事情做好，那么你想要的成就也就手到擒来。所以说，天下无大事。因为大事总可以化成件件小事来做。做简单的事，是万事之始，大事之基石。在养生之中也要学会简化自己的生活，只有简单的生活才有可能健康，换句话说，健康的生活就必须是简简单单的。

三、slowly（慢慢的）

近年来，"慢生活"的概念渐渐形成，并日趋流行。出于对健康的考量，我们也赞同把快得灵魂都无法赶上的生活节奏放慢，摈弃囫囵吞枣的生活方式，给自己一点时间慢慢品尝生活，让生活过得精致而有质量。

健康哲学的一个关键词是"平衡"，"慢生活"让人们在生活中找到平衡点，是一种健康的生活态度。它给人以健康的心态，同时，也给人以耐心、持之以恒的奋斗状态，是对人生的高度自信！

有时候，慢慢做才能根据固有规律按部就班地把事情做好，正所谓欲速则不达。养生中也强调节奏的重要性，不可操之过急。我的哲学观是，慢慢做会比较快到达目的地。

四、share（分享与分担）

我们要学会分享生活、分享成功、分享快乐，同时也分担苦恼、分担失败。本书的撰写也是基于分享的缘由，我们平日里可以与朋友、家人、工作伙伴等分享自己的知识或经历。以开放式的姿态将心中的不满和负面情绪都分担出去，便可减轻自己的负担。分享与分担的原则是这样的：分享快乐，快乐递增；分担苦恼，苦恼递减。与他人分享快乐，他人也快乐；与他人分担苦恼，他人因能帮你化解苦恼而快乐，而你的苦恼随之减少。

五、SOP（做事力求完整性）

做事从缘起到结束需要有一个完整的过程。SOP是Standard Operation Procedure的缩写，即标准作业程序，就是将一事件的标准操作步骤和要求以统一的格式描述出来，即对事件进行格式化管控。SOP为顺利完成这件事起到指导与规范作用，其重点在于把操作步骤程序化，把细节量化，从而保证操作的准确性，减少甚至杜绝纰漏，同时达到节约资源，节省时间的目的。

在此基础上，或许可以结合并善用"Silence is gold（沉默是金）"的定律，因为有时正所谓说多错多，在不该说话时，还是保持沉默为上策。加上这个"S"，应该称之为"6S"了。

◎ 分享：我和健康管理

由于父母均为医生的缘故，小时候每逢生病总是享受"特殊待遇"：要么，完全不依靠药物，只使用各式物理疗法；要么，直接面对住院部科室的护士姐姐，接受亲切的安慰照顾。因此，对疾病和健康概念的最初认知，来自于生病。

年龄渐长，反而对生病发怵。除了病时难受以外，大部分缘由来自我父亲：每次生病都要写一次自我检讨，为什么会生病？怎么样可以预防生病？有那么一段时间，我对任何疾病均产生了病耻感。尽管带着一丝反感，但检讨书写多了，毕竟有所触动，开始用心留意季节变化，注意增减衣物，养成多饮水这些平时不以为然的好习惯。果不其然，感冒发烧等小病发生的频率逐渐减小。

有两句话印象特别深刻，就是"肺为肾之母，肺主皮毛"。在我八九岁时，突然发现头发发黄，父亲想到这句话并加以运用，在每个周六的中午，用半只乌鸡，放点太子参、枸杞、玉竹一起炖，下午3点钟左右叫醒我，在迷迷糊糊时就把它吃下去。几个星期以后头发变黑了，我想应该就是通过这种营养补肾的方法去用这个链条的反应模式，把皮毛治好了。

到青春期开始长痘痘了，一般人都认为是上火喝凉茶，父亲却认为"肺主皮毛，肺为肾之母"，就是肾脏功能相对生长发育的不足导致肺功能的减弱，导致对皮毛的管理出问题了，就出现湿疹、痘痘等，当然还有一些学习的压力。这是一个非常好的案例，用温肾的方法，就这一句话，可让我从小就去通过中药和药食同源的中医食疗进行随时随地的调整，很快恢复到正常状态。

现在，除了注意一些与健康相关的日常琐事以外，自己也成了一名卫生管理硕士。健康管理从关注自身健康状况，推及更宏观的针对不同人群的调研以及措施方案建议的提交。同时，我也更加明白，微观推演宏观，只有切切实实地从自己做起，对群体的健康状态才可能有较全面的认识，才可能促成群体健康的有效提高。

我相信，自己在健康管理的道路上会走得很长远，因为这是一个关乎切身实际的事儿，也因为这是自己热爱的事业。

符医生语录

有个病人很想戒烟，便寻求符医生的帮助，符医生问："你是不是真的很想戒烟？"

病人答："是的，很想戒，反复戒了很多次，都戒不掉。"

符医生说："行，我带你去见一些人。"

符医生带着病人走进了一间病房，那里全都是肺癌病人。符医生对吸烟的病人说："你跟他们聊聊吧，让他们告诉你，因为吸烟得了肺癌之后，会有些什么症状。"

大家聊了起来。肺癌病人用沙哑的声音告诉他，自从患上肺癌，他就忍受着窒息的痛苦，气管就像被棉花塞住，那种缺氧的感觉，让他看到了死神的召唤，濒临死亡的感觉真的很难受。就连进食、饮水这样一些自然的事情做起来都变得非常困难，由于癌细胞的压迫，影响到食管，食管变得相当狭窄，因此吞咽食物的过程也要忍受极大的痛苦，但身体需要营养，又不得不进食。身体其他一些部位也极不舒服，癌细胞压迫上腔静脉，身上的血液流通不畅，导致头部、面部、脖子、手臂都出现水肿，苦不堪言。

种种症状吸烟的病人都看在眼里，顿时心中无限感慨，符医生又建议他将一个塑料袋套在头上，让头部与空气隔绝，感受一下那种窒息的痛苦。他按医生说的做，果真感受到了那种濒临死亡的感觉，从那以后，便不再吸烟。

这就是从源头的感知上解决问题，只有亲历或目睹癌症带来的痛苦，人们才会明白健康的重要性。

一切现象的质料只是后天被给予的，但其形式却必须是全都在内心中先天地为这些现象准备好的。将人类的健康问题当作你自己面对的健康问题，或者把你自己的健康问题上升到哲学的高度，并通过适宜、可接受的形式呈现。

如鲁迅所说："所写的事迹,大抵有一点见过或听到过的缘由,但决不全用这一事实,只是采取一端,加以改造,或生发开去,到足以几乎完全发表我的意思为止。人物的模特儿也一样,没有专用过一个人,往往嘴在浙江,脸在北京,衣服在山西,是一个拼凑起来的脚色。"

网络信息加速了全球化的进程,人类文明开始在同一个平台交会、涤荡、融合。但显而易见,不同文明有着不同的风骨,往往大异其趣,在交会、涤荡的过程中,一个基本的渐进法门是从质料借用开始(道法自然)。不同观点的形成(缘起)在于(对同一质料)切入不同的角度,由不同见识者(观察者,在不同阶段)归纳、总结生成;往往难以在短时间冲破视域与见识的盲区,但只要越来越多的人对同一质料进行持续的关注与解读,真相终将大白于天下。

对立统一规律是唯物辩证法的核心,它揭示了事物发展的动力和源泉。对立统一规律又称为矛盾规律,它揭示出世界上一切事物都包含有矛盾,矛盾是事物运动、发展的内在动力。

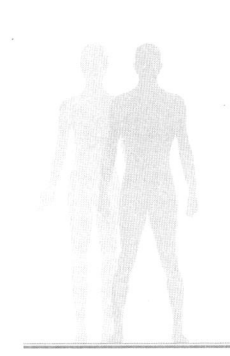

预防肿瘤须定期体检

黄智敏

黄智敏，合谐健康公司总经理。服务于中国首批提供全面健康管理的专业化公司，已培养出一支具有多年医疗服务工作经验的专业健康管理团队。开发出行业领先的合谐健康管理服务系统（合谐HMS）、中医养生治未病系统（合谐TCMS）和企业员工健康管理系统（合谐EHMS）。

体检就好像一张渔网，可以将各种疾病筛查出来，但若是这张网的网眼太大，就容易出现漏网之鱼。往往那些刚体检完不久，又发现自己患病的人，就是因为体检时的标准不一样，筛查的精细度肯定也就不同。很多单位的体检负责人与医生接触时，都难以避免讨论体检价格这一环节。其实很多时候医生并不是希望大家都做昂贵的体检，而是希望体检的这张网能大小合适，尽量别出现太多漏网之鱼，这也是做体检套餐的目的所在。

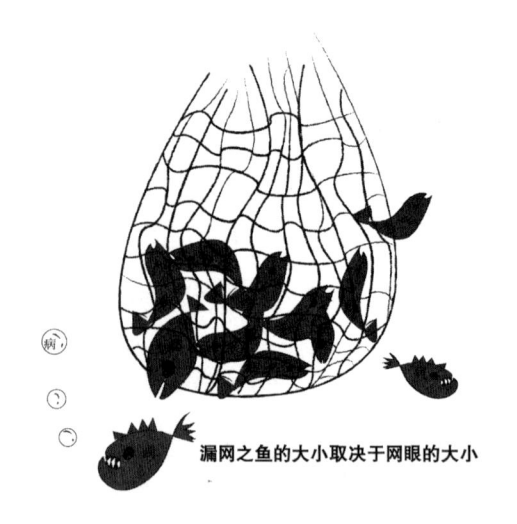

漏网之鱼的大小取决于网眼的大小

那些体检引发的故事

对于肿瘤，在体检的过程中，它可能不会表现得特别明显，但也还是会给我们留下一些信息，让我们提早发现它存在的可能性。体检科的医生建议，我们每个人至少每年进行一次全面的身体检查，而一部分高危人群，最好是每半年检查一次。这里的高危人群包括平时身体就有一些大大小小的毛病，以及经常抽烟、喝酒、熬夜应酬等的人群。

让我们来看看体检时发生的一些故事。

一、不放过任何细节

一个五十多岁的企业家，非常在意自己的身体健康，每年都会和家人一起到医院做全身检查，可以说身体的每个部位都会查到，多年来身体状况都非常好。直到有一年，医生照常给他进行全身检查，这一次却查出CEA（癌胚抗原）指标为阳性。在这样的情况下，医生一般都会继续进行深入检查，他也不例外。

医生首先为他检查消化道的情况，很快就发现，这个部分没有任何问题，紧接着对心脏、肝脏、肺部等都做了仔细的检查，还是未发现任何问题。事情至此，一般人都会放心离去，但这位企业家还是觉得不妥，要求再做一些更深入的检查。于是，医生又使用医院中最先进的仪器为他进行全身的扫描,也就是对肿瘤的全面筛查。结果显示,他身体内真的隐藏着肿瘤,而这个肿瘤并未出现在胃肠等常见的器官上,而是在胃肠壁后面的腹腔中,这是一个B超也难以检测到的位置。

得知结果,这位企业家惊呆了,他从未想过自己会与癌症扯上关系,顿时心如死灰,仿佛天都要塌下来一般。同时,他的家人也因此陷入了恐慌,心乱如麻,不知如何是好。不过万幸的是,肿瘤发现得早,企业家也很配合治疗,及时治愈,他康复了。在之后的几年里,他更加注意身体各方面的保养,几年来未发现复发迹象。

由此可见,在纷繁复杂的现代社会,定期的身体检查是必不可少的。癌症在初期阶段,人们很难确切地感知它的存在,只有通过医生专业的检查,才能及时发现它。当然,有时候我们并没把照顾自己的身体做得这么彻底,时常会忽视某些小毛病、小细节,这样,到最后可能会酿成无法挽回的悲剧。就好比上面所说的企业家,如果他当时没有继续进一步的检查,那就等于任由癌细胞自由生长,等到下一次再来进行身体检查,那就真的是宣判死刑了。

说到癌症,不少人会走进误区,认为一旦患上此病,就等于宣判死刑,这绝对是一个错误的理解。只要我们重视身体的健康状况,定期体检,及时发现,及时治疗,康复的概率还是非常大的。

二、家族遗传史

体检科有个医生,其配偶的家族有癌症遗传史,家里几代人都出现过癌症的病例,所以这位医生相当重视,每年都给太太做身体检查。有一年医生照常给太太进行仔细的检查,这一次却发现癌胚抗原指标升高了,医生不免心中一惊,当即断定太太体内有癌细胞。医生给太太做了进一步的全身扫描,果然发现肺部出现了阴影,而这个阴影正是癌瘤。

当时这个阴影还比较小,肿瘤科医生便给病人做了个微创手术,就是利用胸腔镜及相关设备进行癌瘤清除的手术,具有创伤小、疼痛轻、恢复快等优越性。不久,这位医生的太太健康地走出了医院。

需要说明的是,家族遗传病,其遗传概率是不定的,医学上也很难判定它下一次会遗传给哪一代人,所以,最为保险的方法还是定期检查。

这个案例说明,有家族遗传史的人群,一定要更加注重身体检查。但求癌症不要出现,好的检查结果可以消除疑虑,使人安心。消除心理负担，生活会过得更自在更健康。

三、有时候剥夺人们生命的并非病魔

有时候夺走人们生命的不是病魔，而是心魔。当然，患病在身紧张和恐慌也是人之常情。

以下是两则真实的故事。

一名医生，在一次初步的体检中，发现自己身上出现了肿瘤，于是进一步做了X光扫描。身为医生，对肿瘤知识早已有所了解。看到扫描图片数据矛头都指向恶性肿瘤，他当即就认定自己已经完蛋。医生彻夜难眠，各种各样的负面想法不受控制地浮现在脑海中，越想越觉得生命已经失去了意义。

第二天，他早早去到医院，要对肿瘤进行全面筛查。仅一夜间，他判若两人，出现在人们面前的已成病入膏肓的奄奄病人。好友非常担心，全程陪同。在整个全面检查过程中，他感觉自己的一只脚已经跨进了地狱，只差一小步，就要与这个世界说再见了。

很快，结果出来了。他紧张地接过自己的检查报告，却发现原来只是结核。那一瞬间，原本已经一片黑暗的世界再次一片光明，他立刻恢复生机，有了健康的面容。那一刻，他突然发现这个世界是如此美好，健康是如此重要。他给了身边的好友一个大大的拥抱。为了庆祝自己渡过这一劫，他决定请所有亲朋好友吃饭。

试想，假如没有确诊，只是结核，这位医生还能不被心魔夺去性命吗？

另一位仁兄就没有这位医生那么幸运了。

他平时很少跑医院，遇到疑难杂症都直接去小诊所求医，对于身体检查更是谈不上重视。直到有一次，突然感觉皮肤非常不好，用普通药物治疗了很长时间也没见好转，没办法，只好在妻子的陪同下到大医院做检查。

血液化验结果——白血病晚期。这对夫妻俩来说可谓晴天霹雳，极度震惊，妻子无法正常思考，当即转身从医院大楼跳了下去。

人都有求生欲望，他们也不无例外地有着强烈的求生欲望。但当生的希望突然破灭时，极致的求生欲望遭遇撞墙式的折射，逆转就此发生，妻子也成了陪葬品，以极端的方式结束了自己的生命。

就连目睹无数生离死别的医生也受不了这样突然、如此沉重的打击，

更何况他们是普通人。

往往有些人在被病魔夺去生命之前，已先被心魔取了性命。其中一部分原因是对癌症知识缺乏了解，如果深入了解，或许癌症就没有想象的那么可怕，思想上会多一点转弯的余地，行动上会多一点治疗的空间，理论上也就多一点生存的机会，更不会走了极端。

四、早发现早治愈

很多癌症患者都是在体检的过程中发现癌症的，起初只是觉得疲倦，并没有太多疼痛症状，但劳累的感觉一般人都有，这并不足以引起大多数人的重视。麦医生有个朋友也是如此，日渐消瘦，疲倦不已。医生便建议她做个详细检查，检查发现，大便潜血阳性，之后做进一步的检查，发现是结肠癌，幸好发现得及时，最终顺利治愈。

体检中发现的肿瘤多为早中期的，一般都能治愈。若是真的已经到了疼痛的地步，治疗起来，就会变得很困难。肿瘤从发生到发展是一个漫长的过程，据统计，肠癌从萌芽到一厘米有18个月的潜伏期。在这18个月内，患者是完全没有症状的，一旦长到一厘米，便会快速地成倍增长，这时去控制，就变得非常困难。因此，我们必须及早发现，及早治愈，尤其是中老年人。

当然，肿瘤是一种慢性病，早期有早期的发现方法，后期也有后期的发现方法，我们有足够的时间来预防，不要太过惊慌，用平常心对待为好，从生活中的每一个小细节做起就可以了。

另外，妇科的肿瘤尤其需要经常做检查。现在城市的妇科肿瘤发病率与农村相比要低得多，这要归功于体检，医疗资源的匮乏让农村妇女顾不了这方面的问题。在妇科病房中，三分之二的宫颈癌患者都是来自于农村，还有一部分原因在于，农村的妇女早婚早育情况比较多。

◎ **分享**：自由、理念和使命

2003年是中国医疗保健体系元年。"非典"，一个不愿意再提起的健康事件，一部分中国人的生活被打乱甚至击碎。作为当年事件的亲历者，我们目睹战斗在最前线的白衣天使的无私奉献和英雄壮举。

然而，在无私奉献和英雄壮举背后，依然可以看到中国人面对健康问题的窘境。在不健全的医疗体系里，中国的医疗离社会需求还有着巨大的差距。在发达国家，早已将医疗重心前移到日常保健、预防医疗和早期治疗上，健康管理的概念已相当成熟和普及化。

在经历过刻骨铭心的悲痛后，我们有了一个坚定的想法：创立一个利民利国的健康服务企业。于是，我们这些思想自由、理念进步、富于使命感的有识之士聚在一起，一支新概念的医疗团队诞生了。我们的团队都希望能减少每一个客户因健康而生的纷扰，以提高他们的健康素质为己任，让他们在健康问题出现时，能得到及时的关心和专业的指导，甚至把我们的服务当成享受生活的一种方式。

符医生语录

传统的健康观是"无病即健康"，而现代人追求的是整体健康观，正如世界卫生组织提出的那样："健康不仅是躯体没有疾病，还要具备心理健康、社会适应良好和有道德。"故此，健康人生是指人在整个生活历程中，要让身体、精神和社会关系等方方面面都处于良好的状态。这样的健康人生也许只有从哲学范畴去寻找落脚点，从而找到人生的方向和解惑求真的出口。

另外，现在大多数的体检都是以疾病指标为衡量标准，体检完之后，有病就住院，没病便回家，这与平常的看门诊没什么两样。其实我们应该以健康指标为衡量标准，疾病的指标为六十分，健康的指标是八十五分。现在，中国有2.4亿慢性病患者，如果这个人群继续发展下去，逐渐成为疾病患者，那么，对整个国家而言，都将是一场巨大的灾难。

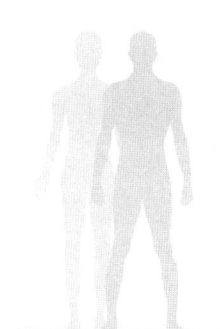

身心是一个整体

谢永标

谢永标，广东省精神卫生中心、广东省精神卫生研究所主任医师，精神科病区主任，医学心理研究室主任。从事精神、心理卫生和睡眠疾病临床诊疗工作近二十年，参与国家级、省级科研多项，主持省自然科学基金课题两项、省科技计划课题一项，获教育部科学与技术进步二等奖一项，在核心期刊发表专业论文二十余篇。

关于心理对疾病的影响，西方在20世纪就已经进行了研究，其中个性的影响是最大的。而最容易患病的就是内向性格的人，这种人很容易产生孤独感。孤独可以说是所有心理疾病的源头，这种情绪最终会影响到心理，心理再影响生理。因此人的身心是一个整体，无论在什么情况下都可以互相影响。

肿瘤发生前的心理影响

我们常常会有这样的感觉，如果今天心情不好，或是跟男朋友吵架了，就吃不下饭，心里好像有股气堵住，非常难受。这便是心理对生理的影响，当心情不好时就会影响肠胃中的神经系统，导致食欲不振，长期如此的话，后果可想而知。

如图：

```
        ┌──────────────┐
        │   内向性格    │
        └──────────────┘

        ┌──────────────┐
        │ 心理压抑、紧张 │
        └──────────────┘

        ┌──────────────┐
        │   下丘脑活动  │
        └──────────────┘

   ┌──────────┐    ┌──────────┐
   │ 内脏活动 │    │内分泌活动│
   └──────────┘    └──────────┘
```

图片参考《肿瘤患者心理变化及探索》

一个不良的情绪会作用于大脑的边缘系统，反过来就会影响下丘脑的活动。下丘脑是调节内脏活动和内分泌活动的高级神经中枢，当内脏受到干扰时，人体的免疫力就会下降。而肿瘤细胞的癌变最终是免疫力下降造成的。另外，所有大的疾病几乎都与免疫力下降分不开。还有对内分泌的影响，女性的感触肯定特别深，当情绪不稳定，压力特别大时就会造成内分泌失调、月经紊乱等问题。

当然对于这些细微心理对疾病的影响，并没有在人身上试验过，但医学研究者们做过老鼠的试验，其实老鼠的基因与人的基因相似度达到97%。当一只老鼠长期处于恐惧状态时，肿瘤发生的概率要比正常老鼠高得多。这就说明了肿瘤的发生确实与心理因素有关。

当然，心理因素诱发肿瘤需具备以下条件：

第一个方面，是心理影响的强度。其实每个人都遭受过打击与痛苦，只是程度不一样罢了。轻微的创伤一般人很快就能调整过来，但当一个人受到严重的打击，始终过不了心理的关卡时，身体就会跟着受影响。这也就涉及到第二个方面，心理影响的持续时间。人本身是有自我修复能力的，只要心理影响的时间不长，伤害不大，身体便可以自行修复。要是长时间处于抑郁状态，而且十分专注地想某件令你伤心的事情，对身体的影响就会越来越大。这就涉及第三个方面，对创伤的专注度有多高。例如家庭普遍存在的婆媳关系，如果婆媳俩不合，导致整个家庭的气氛非常沉重，其中哪一方总是将不愉快放在心里，一直放不下，那就很容易抑郁成疾。正所谓水滴石穿，本来没多大点事儿，要是一直放不下，总有一天会变成大事。

当然，心理对肿瘤的影响并没有一个非常明确的科学研究，但从老鼠的试验来看，这个影响肯定是存在的，而且生活中也的确有很多抑郁成疾的例子。

"文化大革命"时期有个中学女教师，个性非常要强，能力也很不错，只可惜生不逢时，那时候的教师是被批斗的对象。为了躲过灾祸，她找了一个身为工人阶级的货车司机作为她的丈夫。有了这样一个保护伞，她终于平安地熬过了"文化大革命"。

"文化大革命"结束后，文化人终于得到解放，女教师重回学校教书。由于夫妻之间巨大的文化差异，她开始嫌弃身为货车司机的丈夫，但那个年代，离婚是很难的。她渐渐疏远丈夫，甚至将两人唯一的女儿也带走了，让这对父女长时间无法见面，理由是，身为文化人的她才有资格培养女儿。

货车司机很是苦恼，他知道自己与妻子之间有着巨大的差异，但他非常想念女儿。为了见到女儿，他去学校找妻子，却被妻子拒之门外。心理受到严重创伤的货车司机开始借酒消愁。年纪渐大，退休后的他整天在家郁郁寡欢，很少与人来往。直到有一天人们发现他已经许久没走出家门，一进屋才发现，他已经死了好几天了。

后来得知他是患肝癌而死，但知道这个家庭的情况的人都认为，他是被妻子活活气死的。

这位货车司机就是典型的抑郁成疾，他的心灵长期得不到安慰，也没有发泄的途径，所有的心事都只能藏在心里，肝气郁结，再加上借酒消愁，患上肝癌也就在所难免了。

身心是一个整体

肿瘤发生后的心理影响

现在很多肿瘤医院都为肿瘤病人开设了一个专门的心理科，为那些已经患上肿瘤的病人做心理辅导。据心理医生观察，在肿瘤发生之后，大多数人的第一反应是无法接受，尤其是年轻的患者，总是反复强调：怎么可能是我？你们肯定搞错了，绝对不是我。

当他们去各个医院再三进行检查，反复确认之后，终于接受了这一现实，但早已是心如死灰，陷入绝望。能够平静接受的人是非常少的，大部分人都需要心理医生的帮助。

肿瘤发生后给患者的心理创伤无疑是巨大的，20世纪90年代，有一个群体治疗试验。医生将一群乳腺癌患者安排在一起，让她们互相倾诉自己的痛苦。有着同样遭遇的她们惺惺相惜，开始互相鼓励和安慰。渐渐地，很多人都有了治疗的信心，恢复的速度比没有接受群体治疗且用着最好的药物的人要快一倍。可惜不知道什么原因，后来，其他人再来做这样的试验，却没有得到当初那样的理想效果。

无论如何，所有的心理研究都表明，为肿瘤患者进行心理治疗可以减轻他们的痛苦，使得他们可以更好地配合治疗，延长生命的可能性就大了很多。

另外，中国人普遍无法接受癌症的现象，与大多数中国人没有宗教信仰也有着很大的关系。没有信仰就肯定不会相信天堂、轮回一类的说法，面对死亡，人们就会产生巨大的恐惧感。

人有三样东西是不愿谈起的，也就是钱、性、死亡。很多人都认为打听别人的收入是很不礼貌的，性更是大多数人所回避的话题，而谈死亡更是极为忌讳的话题。显然，这三样东西对人都极为重要。对于死亡，如果人们都能够很淡定地接纳它，那生命的意义都会变得很不一样。世界上有一些宗教或哲学学派，他们相信人除了肉体和心智，还有一个灵性的层面。如果人能达到灵性的层面，坦然面对生死，带着平静的心情去接纳死亡，或许死亡也就不那么可怕了。

所以人的心态很重要，乐观的心态可以让你眼前的世界都变得不一样。看开了，疾病自然就会远离你。而得了病就更应如此，乐观的心态不一定能延长患者的生命，但一定可以减轻痛苦。

如图：

```
        乐观心态
           │
        希望与期望
           │
        下丘脑活动
          ╱ ╲
    内脏活动   内分泌活动
```

图片参考《肿瘤患者心理变化及探索》

一个乐观的人往往也是受欢迎的人。在糟糕的情况下，还愿意与他人交流，就可以转移注意力，不再专注于疼痛。心理素质在正常情况下可能显示不出它的重要性，但在灾难面前，心理素质会反映出人与人之间巨大的差别。

消极态度	积极态度
1.癌症=死亡。 2.癌症无法控制，不知道为什么会得这种病。 3.医院的治疗没效，而且还有副作用，很痛苦。	1.癌症只是疾病，可能会死，也可能不会死。 2.不管癌症是怎么造成的，个人免疫系统能抵御癌细胞。 3.医学治疗是消灭癌细胞的重要手段，是免疫系统的助手。

图表参考《肿瘤患者心理变化及探索》

一个医学女博士，刚参加工作就惊喜地发现自己怀孕了，但喜未尽兴悲已至，她竟然被确诊为肝癌晚期。虽然世事如此无常，令人难以适从，但她还是无奈地接受了这一现实。生命正当艳丽，却被死神吞噬。为了争取多活几天，她坚强地接受各种苦不堪言的治疗，她的乐观给众医务人员留下了深刻的印象。尽管面对晚期癌症，医生们也回天无力，终究是一部一尸两命的悲剧，但女博士毕竟快乐地度过了生命中最后的时光，让生命艳丽到剧终。

因此对于已经确诊为晚期的患者，好的心态虽然无法改变生命的长度，但至少能够在很大程度上减轻痛苦。除了减轻自己的痛苦，还能减轻亲人们的痛苦。

病患陪伴者的心理创伤

当肿瘤发生之后，所有的焦点都聚集在患者身上，他们的痛苦可想而知，而守护在他们身边，照顾他们的人实际上也承受着巨大的痛苦。

都知道，照顾一个人三两天过得去，十天八天问题也不大，但一年半载甚至更长，就非常痛苦了。而对于患者的照顾，常常是年轻人照顾老人，或是夫妻之间相互照顾，时间一久身心都不好受，尤其是遇到个性暴躁或悲观的患者，陪护者更是身心疲惫。

心理医生常常遇到很多患者家属购买预防抑郁症和安眠的药物，他们表示自己实在是受不了了，面对脾气不好的病人，他们自己又不能发脾气，甚至对病人说话的语气重一点都不行，还要安慰病人，而生病的人总是认为被照顾是应该的。对于陪护者多方面的心理创伤，让他们也成为需要帮助的群体，尤其是那些亲人已故的家属。

一个富裕的家庭，丈夫患肝癌晚期，没过多久就离世了。妻子万念俱灰，始终无法走出心理阴影，时常胡思乱想，今天觉得如果丈夫不接受化疗就好了，明天又想，找另一家医院兴许可以治好丈夫的病。她的脑海里除了死去的丈夫，再也容不下其他东西。心理的固结必然妨碍生理系统的正常运作，结果，她病倒入院，至今还住在医院里。

面对病人，家属的心理状况不但影响病人，也影响自己，非常重要！要照顾好病人，先要料理好自己，如果自己都倒下了，又怎能照顾病人？另一方面，病人也应该理解家属身疲心累之苦，相互间好好沟通，包容理解，双方都要调整好心态，让自己更轻松，也减少身边人的压力。

另外，不少病人，尤其是家属对于医生的治疗常持怀疑态度，不相信医生的能力，不相信医生的医德，这与现今众多信息传播渠道支离破碎的片面报道有很大的关系。信息缺乏完整性会误导受众，由此形成的不正确观念将导致面对疾病时误入歧途。病人与家属需要足够的理智，听取医生的专业意见。

至于医生，他们需要耐心、爱心、智慧，去与患者家属好好沟通，医生的引导对患者及其整个家庭都有着非常重要的意义。在亲人去世之后，悲痛欲绝的家属可能会向医生发脾气，这也是自然反应，他们需要一个宣泄的渠道。相反，显得过分平静的家属，他们的问题可能会更大，心理创伤更深。于是，医生还得包容家属的过度反应，疏导他们的心理。

这时候，周围的人就要给逝者家属一些帮助，让他们尽量将心中压抑的情感宣泄出来。可以安排几个类似遭遇的人聚在一起，大家互相倾诉，互相鼓励，让他们感受到，原来还有其他一些人也承受着失去亲人的痛苦，自己并不是最悲惨的。

还可以让他们跟医生一起参加一些有意义的活动，多与医生交流，听听医生的建议。总之，最重要的就是沟通。人无完人，每个人的想法都不一样，医生也不可能做到让所有人都满意，这时候沟通就显得格外重要。

◎ 分享：倾听身体的声音

人到中年，对身体的衰老感受越来越真切，隐隐约约的死亡气息不时也侵袭心底。对健康的关注，伴随对死亡的恐惧，自然就越发多了。

我这个人不大喜欢运动，静坐更多一些。大家公认的理念是"生命在于运动"，恐怕很少有人说"生命在于静止"。但我又不喜欢运动，自小如此，怎么面对这个矛盾呢？我给出的答案是寻找适合自己的健身方式，也就是说，适合你的健康方式才是最好的健康方式。

对于我而言，从十多岁开始练习静坐，感觉这个健身方式能够让身心全面放松。从心理层面，让思绪自然展露，然后自我整理、放下，达到心静放松。随着心理的放松，身体自然放松，骨节和肌肉达到最自然的状态，内脏器官则在一番快速运转后归于缓和、静息状态。如此的健身方式，从大脑调控出发，心身俱抵达松、缓状态，得到良好休息。

然而，随着年龄的增长，身体器官的功能也不可避免地趋向下降状态。如何达到满意的健康状态呢？

首先，接受、顺应身体功能走向衰弱是我们对生命的一个基本理念。

回避、忽视无济于事，否认更是自欺欺人，接纳才是健康心态。因此，健康观首先是对身体、健康、生命的变化有良好的心态和客观的理念。

顺应身体变化所做的事情，则体现在量力而行的运动、适可而止的饮食、顺势而为的生活工作娱乐节奏。具体说来，选择你喜欢做的运动，以及，感觉合适的运动量。如果非要四十多岁的身体素质做二十多岁的运动量，结果会适得其反，是对身体的伤害。在选择运动类别的时候，仔细感觉身体的反应，适合你的，身体会感觉舒适，否则就是不恰当的选择。饮食则是以不增长体重为准。我常常在应酬中不由自主吃多了，身体很快就会提醒我。尤其是晚上吃多了，夜间、次日起床后身体的沉重感会告诉我，摄取的超过了需要的！随后几天我会主动减少食物量，尤其是高热量、高脂肪食物，直到数天后身体尤其是肠道感觉轻松再适度进食肉类食物。总之，保证身体摄入不超过身体需要，保持动态平衡的饮食原则。说到顺势而为的生活、工作和娱乐节奏，其实身体更会及时提醒。人到中年，不管工作还是娱乐，比如长时间坐在电脑旁，长时间熬夜看电视、玩电脑，或者打牌、饮酒，疲劳时，身体自然会发出信号提醒你，如果置之不理，那就是对身体的过度消耗！所以，听从身体发出的信号，做出恰当的回应，就是最好的健身方式。

总而言之，生命变化有自身的节奏，随着身体发出的信号，我们做出良好的回应，就是顺应身心的健康之道，而身心健康之道，就是顺应自然之道。说到底，身体是自然的一部分，有它自身的运行法则。我们所需要做的，就是遵循自然法则。

☺ 符医生语录

有句老话叫"江山易改，本性难移"，当一个人的性格已经定型之后，再想去改变他是很难的事情。当然世事无绝对，可能有些人经受了大的刺激或经历一些特殊的事情之后，性格会有所改变。

人的个性都是有两面性的，没有谁的性格是绝对好或绝对坏的。心理医生帮助患者调节心理的方法，更多的是让患者认清自己的处境，让他回忆自己的生活，梳理他的情绪，并给予一些正面的引导和解决问题的建议。

许多困扰都是缘于缺乏认知，无法追溯问题的源头，不知道事情的来龙去脉。未知的事情往往就是最可怕的事情，只要将所有的问题分析清楚，明白哪些是外界因素引起的，哪些是自己个人的原因，如何用正确的方法对待这些事情，调整处事方式，当感觉到一切都在自己的掌控范围内时，所有的恐慌与焦虑也就消失了。

　　有个心理医生做了这样一个比喻。一次他去塞北骑马，那是一匹当地牧民的马，并没有经过专门的训练，可谓是野性未改，陌生人骑上去，它会非常抗拒。那么这时候我们该怎么办呢？大多数人当然是希望这匹马能更乖一点，不蹦也不跳，更希望周围都是毫无障碍的大草原。但这些因素都是我们无法改变的，我们唯一能改变的就是驾驭它的方式，就是运用好牧民事先所教的驾驭方法，如此才能避免危险的发生。因而后者才是我们能够掌握的东西，要学会利用对自己有益的条件，尽量避免不利的因素。

　　在现实世界中也是如此，与家人、朋友、同事以及上司相处时，我们无法去彻底改变他们的个性，也不能要求别人总是迁就你，跟着你的步伐走，我们唯一能改变的就是与他们相处的方式。对待工作也是如此，既然无法改变大环境，那就调整工作方式，在有限的空间里找自由。就像园艺工人，他们可能无法改变树木的主干，却可以通过修剪枝叶，实现其无限创意。

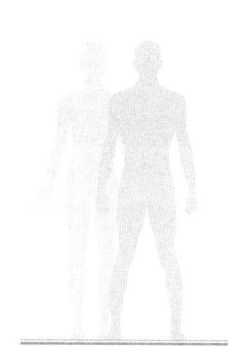

心境决定你看世界的角度

褟文海

褟文海，广州医科大学第二附属医院外科VIP病区副主任医师。中山医科大学肝胆外科硕士，研究方向是原位和辅助性肝移植实验与临床研究；1992年在广州医学院第一附属医院胸外科，为我国最早胸腔镜开创研究者；2000年开始在完成普通外科临床工作外，专业研究方向是外科临床心理学研究与应用；2001年开始进行系统的婚姻、家庭、婴幼儿教育学、心理学应用研究；2003年开始进行养生、国学、水文化研究。

对于人的性格，很多心理学家将它划分为内向型与外向型两类，也有人将性格分为A、B、C三种。而人们普遍关注的癌症这种重大疾病也与性格有着密切的关系。心理健康往往决定着身体健康，现代人的心理疾病甚至比身体疾病更频繁更严重，我们可以形象地将它称为心理感冒。

什么样的性格容易患病

"C型"性格的人是最容易患癌症的。C就是Cancer（癌）的第一个字母，"C型"性格也被称为癌症性格。这种人常常是生活中的老好人，他们压抑自己的个性，将所有的事都放在心里，不愿意与人分担分享，哪怕是在最亲近的人面前，他们也不愿意去表露自己的真实情感。这种人会将所有的委屈都往肚子里咽，一个人默默地生闷气，长期郁郁寡欢。

这种性格导致癌症，一般多出现在中年男子身上，因为这一年龄段的男人各方面的压力都比较大。他们事业心很重，又是家里的顶梁柱。遇到困难，出于本性，也屈于世俗的压力，他们不愿像女性那样向人倾诉，只因常常抱怨的男人会被视为无用的男人。这方面的心理问题女性反而比较少，因为她们大多愿意将心中所有的不痛快一吐为快，不会堆积在心底。

一个近40岁的中学教师，是个非常严谨的男人，同时也是家里的经济支柱，一家人的生活来源几乎都靠他。在学校他逆来顺受，领导交代的事一定尽心尽力完成。回到家，身为一家之主，他总是默默承受一切。为保持一家之主的威严，工作上的事他从不在家抱怨，久而久之，个性变得非常封闭。

终有一天他扛不住了，心理问题通过身体不适来表现。他出现便血、腹痛难忍等症状，被医院确诊为肠癌晚期。那一刻，他终于露出了脆弱的一面。一家人面如死灰，完全无法理解可怕的癌症为什么会降临在他身上。平时他们都比较注意饮食，这位中学教师的身体也一直很好，唯一的解释，就是性格原因。一切已成定局，他仍然默默承受着病痛，纵然心中放不下一家人，但患上癌症的事实已无法改变。半年之后，这根支撑着一家人的顶梁柱终于彻底垮塌。

这是一个典型的因性格问题引发癌症的真实案例，当人的不良情绪无法发泄，积累到一定程度时，就会影响身体机能。人的能力是有限的，有些无法独自承担的压力就应该说出来，让身边的人为你分担，即使实际问题无法解决，倾诉也可以减轻心理负担。有时候适度的发泄对身体有好处，咨询心理医生更是维护心理健康的科学办法。

"C型"性格的人，大多数外表看起来都很坚强，家庭与工作都能一肩扛。然而，一旦遇到重大问题，他们反而会变得比较脆弱。实际上，他们压抑自己对身体的伤害，并不亚于环境因素对身体造成的伤害。

"文革"期间，两名老师被迫放下教鞭，一同被下放到农村。他们先是大学同学，后来又在同一学校任教，不过，两人性格截然不同，一个外向，另一个极端内向。"文革"结束，外向型的安然回校任教，可内向型的却在最后一年病死在农村，据说是胃癌。相同的际遇，为什么有人会患癌症，有人却安然无恙？这自然是肇因于性格问题。据调查，"C型"性格的人健康方面比较容易出状况，即使不患癌症，也会出现其他方面的毛病，不是反映在心理上，就是反映在身体上。

智者若水，利万物而不争

人有时候要用水的哲理来生活，因为人的所有品格和行事方法都可以在水中找到答案，所以也就有了"上善若水"一词，因为在众多善行中，水处于最高的境界，它善利万物而不争，以大无畏的精神滋润万物。生活中无论哪一方面都离不开水，但它始终不求回报，将自己放在最低的位置上。

水除了利万物而不争，还有着极强的能力，可以是惊涛拍岸气势磅礴，也可以是温柔细腻，无论什么障碍，都无法阻挡它的去路，它会绕道而行，不会永远纠结在一个地方。在它面前，几乎没有困难可言。人也是如此，每个人都应该有着一定的能力，独立处理人生中的各种事情，有时也要学会变通，不要被一道障碍给堵死。《论语》有句话叫"智者若水"，有智慧的人便可如水一般，游走于大江南北，什么困难在他面前都不值一提。

水能包容万物，亦能解决各种问题，更能与任何事物相融合。医生们遇到各种病人时，也是运用水的哲理来与他们沟通，设身处地地为病人着想，站在病人的角度思考问题。因此在这样的医生手中，也就没有不配合治疗的病人。而将病人的肿瘤切掉之后，治病的过程还只进行了一半，只有重新点燃病人对生命的渴望，让他们有活下去的勇气，才算是真正让他们得以痊愈。

而普通人或癌症患者也是一样，可以运用水的哲理去与医生融合，与人生道路上遇到的各种各样的人沟通，成为一个有智慧的人，生命中遇到的困难也就不再是困难。

一、生命需要寄托

一个身怀六甲的大学女教师，在得知自己患乳腺癌后，瞬间精神崩溃，倒地不起。家人将她送往医院，一个星期内她竟瘦了十斤，身边亲朋好友的劝慰已毫无作用。无论愿意与否，患了乳腺癌就必须马上做手术，这样孩子是保不住了，对于年过三十的她来说，又多了一重沉重的打击。

无奈之下女教师还是接受了手术。手术很成功，只是由于心理状态欠佳，抵抗力差，术后的恢复很不理想。女教师整日沉浸在悲痛中，认为自己不再是完整的女人，这一生也就这样毁了。心理的失衡和身体的疼痛让她整夜无法入眠，很快她的伤口开始流脓。

在医生的全力治疗下，女教师的身体有了好转。接下来，就是令她痛不欲生的化疗。每次化疗之后，她都是上吐下泻，精神再次濒临崩溃。几个月之后，她看起来比实际年龄老了十岁，整日精神恍惚，总是感觉周围的人都在用异样的眼光看她，还觉得丈夫也不再爱她了。她渐渐地失去了生存下去的意念。

这时，主治医生决定对她进行心理干预。医生告诉她：你的手术其实跟阑尾炎没什么区别。现代医学发达，癌症已经不再是绝症，手术已经结束了，你已经是个正常人，要为自己而活着。人生还很长，你还有很多时间去实现自己的价值。别人怎样看你，都与你无关，你没有做任何对不起他们的事，不要因为别人的想法而影响了你自己的行为。为别人而活，是最愚蠢的行为。别再去想那些不愉快的事情，找一些别的事情来代替它们吧，转移自己的注意力。

后来，在医生的指引下，她成为传播佛学文化的一员。几个月后，她仿佛变成了另外一个人，她的生活变得非常规律，每天都有好的气色，心情也格外舒畅。周围的人都为此感到非常惊喜。她终于给自己找到了活下去的理由，而且很清楚自己的下半辈子应该做些什么。在心理得到调整之后，她的身体也越来越健康，如今不知道的人，根本看不出她曾经历过生死的劫难。

其实现在的人很幸福，在成长的过程中没有经过太多的磨难和困难，习惯了安逸的生活，如果突然有一天告诉他你得了绝症，对他的打击是非常大的，这些心理状态与职业无关。这也是为什么有些人生活得很好，求学历程很顺利，拿了多个学位，但心灵却没有成长起来的原因。这些人一旦遇到困难，精神便会瞬间崩塌。在给予他们身体治疗的同时，心灵的治疗也是非常重要的。一个人若是失去了生存下去的勇气，即使给他一副再健康的身体，也撑不了多久。

二、为死去的人而活着

吴女士的丈夫刚过世不久，她情绪非常低落，肠胃频频感到不适，但沉浸在悲伤中的她并不怎么在意，继续过着行尸走肉般的生活。她常出现拉肚子的情况，家里人劝她去看医生，她也不予理会。几个月后，她已经拉到贫血的状态，几乎昏厥，才决定上医院做检查。

一个胃肠镜照下来，她被确诊为肠癌。还没有从丈夫逝世的悲伤中走出来的她更加觉得生无可恋，手术前总是跟周围的人诉说她与丈夫之间的过往，一心只想跟随丈夫而去。她的父母和孩子都耐心劝她，希望她尽快做手术，但毫无用处，她的情绪始终处于低落状态。

这时医生决定跟她聊聊，希望能开导她。医生告诉她：其实你对你先生已经很好了，他既然已经到了另一个世界，就让他安心地去吧！你何必一直挂念着他呢？你应该帮他完成一些心愿。你们的孩子还需要人照管，父母还需要人赡养，你还有很多责任在身，如果就这样随他而去了，这孩子和父母怎么办？你的丈夫希望看到这样的结局吗？其实你的癌症并没有到晚期，手术之后完全可以痊愈。现在就选择放弃，你想让家人再承受一次失去亲人的痛苦吗？

听完医生的一席话，吴女士终于有了活下去的意愿。是的，她还要完成丈夫的遗愿，将孩子带大，赡养父母，这样才对得起死去的丈夫。她决定接受手术，淡然面对手术。褟医生又安慰她：不用担心，你就当睡了一觉，醒来之后手术就结束了。

于是她带着这样的信念安心地闭上眼睛。再次醒来，她已经躺在了原来的病床上。有了积极的心态，她术后的恢复非常顺利，数月之后再次投入正常的生活，为死去的人好好活着。

三、换一个角度思考

一个同时患上肠癌和胃癌的男士，已比较晚期，他感到非常痛苦，长期上吐下泻，难受至极。他的癌瘤靠近食管，出现进食性吞咽困难，每一次吃东西对他来说都是一种酷刑。他常想，本来就吞咽困难，吃下去的东西，还立刻吐出来，还不如不吃。但正在接受治疗的身体需要营养的支撑，他不想吃也得吃，医生为此也给他做了心理辅导。慢慢地，他开始接受痛苦的进食。

手术之后，他的食管变得更加狭窄，吞咽更困难，无论吞什么食物都痛苦难忍。医生便在他的腹部搭了一条营养管，通过营养管直接为身体输送营养。他感到非常懊恼，忽然觉得人生完全失去了意义，竟然连吃东西的权利也被剥夺了，情绪非常低落。

医生又决定帮他做心理辅导，告诉他：人这一生不仅仅是为了吃，吃东西也只是为了维持生命，身体恢复之后，你还有很多事要做。刚开始通过营养管来"吃"东西的确会觉得很烦，不过习惯之后也就觉得没什么了。其实我们每天吃饭、穿衣、大小便都是一个很烦的过程，但大家都习惯了，也就没觉得烦了。

他被医生的幽默所打动，渐渐地心情有所好转，也就接受了这种"吃"东西的方法，积极配合医生的治疗，身体也逐渐好起来。

四、接受或许是最好的选择

对于女性，甲状腺疾病是比较多的，其中的原因与女性的心理状态有很大的关系，她们常常因小事而纠结，导致情绪低落，肝气郁结，体内气血不畅，长此以往便容易出现甲状腺疾病。

很多女性出现甲状腺疾病后，不愿及时治疗，因为手术后的伤疤会明显地出现在颈部，影响美观。但这些甲状腺疾病都有着一定的癌变率，谁都不知道什么时候会变成癌，因此最好的办法，还是及早接受治疗。

有个年轻的女医生突然摸到脖子处有肿块，刚开始以为只是单纯的甲状腺瘤，对手术治疗有所抵触。但身为医务人员，接受能力还是比普通人强，为了预防癌变，后来还是接受了手术治疗。令人意想不到的是，手术的过程中，发现她其实患的已经是甲状腺癌。万幸的是，手术做得非常及时，术后恢复得也不错，总算是避免了更大的灾难降临。

从这些案例中，我们可以认识到，人始终都要遵守身体运行的法则，有规律地生活和工作，最重要的就是要有一个良好的心态，只有心理健康，才能做到远离疾病。

另外，我们必须认识到，癌症既然来了，就要坦然接受，及时治疗，切不可自欺欺人，要为身边的人着想，更要为自己的人生负责。

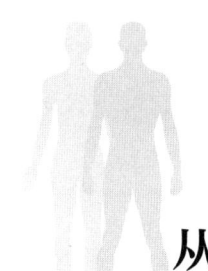

从乳腺癌防治与体质养生谈起

禤文海

受正规西医教育九年后到西医外科工作三十多年，我对现代科技给西医带来的革命性飞跃十分赞同。从大器官移植到微创手术，从基因精准检测到靶向治疗，西医成绩辉煌。

我认为：中西医殊途同归。实事求是，能把病治好，一切为人民服务，才是王道。

一、中西医诊治比较

（一）中西医诞生

16世纪的机械运动和力学研究取得巨大成就，人们开始"用实验方法研究自然"，机械论医学模式诞生。西医是借助物理学、化学的理论、方法和技术发展起来的，是建立在人体解剖学和电子显微学基础之上。五百多年来，特别是近百年来，西医突飞猛进，造就了今天的领导地位。西医的本质是"机械唯物主义"。

五千年前，中医以"天人相应"为纲领，以天人、藏象、心神为三大系统，以阴阳五行气化为基本思维方法，以证候为研究对象，形成了以藏象经络，病因机理为核心，包括诊法、治则及方剂、药物理论在内的独特完整的理论体系。以辨证论治为防治体系核心的"整体系统——恒动辨证医学模式"确立。中医科学模式深刻反映着自然界和人、健康和疾病的客观规律，其科学内涵广大而精微。

（二）西医诊治特点

1.西医是实证科学。

西医是找到疾病"证据"，然后"循证"诊治。功能失调的"量变""证据"不好找，器质性"质变"的"证据"易找。"证据"确凿之时，疾病就可能已不再是"最早期"，甚至是"中晚期"了。

2.西医治疗是机器维修

像在机器出问题的地方，把疾病"证据"处理掉——"循证修复"。而修"机械"的手段，是否伤及"无辜"，即病变周围的正常组织，西医只能确认为"副作用"，尽量避免。药理学开篇言明"是药三分毒"，检查、治疗手段不少亦"有创"。但医疗环境及法规确定：不能漏掉一个疾病"证据"，至于是否"错杀一千"，伤及"无辜"正常组织，西医管不了多少，也无法管，因为西医有"人人平等"的"金标准"利剑在高悬。那是"高压红线"，碰不得，不然视为"不专业"。

（三）中医诊治特点

1.从表面现象揭示疾病本质

中医认为：人是一个有机整体，脏腑经络、四肢百骸都相互联系，相互影响。以阴阳—五行—气化思维出发，"天人失应"，阴阳失调；五行及对应的五脏六腑、心神等失平衡；人体对"六气"变化失衡等都会产生疾病。"证"是指在"失平衡"疾病状态下，反映疾病某阶段病理本质的证候的综合，是对疾病过程一定阶段病因、病性、病位、病势所做的概括。

"有诸内，必形诸外"，内在的变化，可以通过某种方式在外部表现出"证"来。以"四诊"采集"病证"信息，以"八纲"辨证，对某些"疾病"更易于"早期"诊断。

2.心身平衡是最高治则

中医治病不是以把疾病"证据"去掉作为唯一目标，甚至与之"和平共处"。"阴平阳秘，精神乃治"，"正气内存，邪不可干"。中医治疗，以调和阴阳为出发点：首先要"天人合一"，自然界是大系统，人体是小系统，要以适应大自然"四时六气"为基础。其次藏象与心神两大系统是有机统一，《黄帝内经·灵枢》："故悲哀愁忧则心动，心动则五藏六府皆摇。"人的精神影响五脏六腑等病变，抵御疾病要精神乐观，内心强大，而五脏六腑失调，影响情志，若脏腑相互协调，精、气、血、津液就充足，七情就畅顺；所以中医对治疗现代人高发的"心理疾病"意义重大。

3.治疗副作用少

由历代先贤付出智慧和心血留下来的"经方"，应该说是配伍优良，效果显著。经现代科学研究证实，不少经方配对合理，微量元素等多项指标基本符合人的生理需求，副作用相对较少（单味用药另议）。而药食同源、体质养生、针灸、刮痧、推拿等，副作用不大。

二、中西医乳腺癌防治

下面就本人在临床中对乳腺结节、乳腺癌的防治，谈谈本人的中西医整合诊治体会。

本院普通外科联合中医科、心理科、超声科等，组成心身疾病防治协作组，对结节性疾病患者做体质类型调查和心理测试等，并进行中医体质养生等公益讲座和个人或团体心理辅导。

女性月经期、产褥期、更年期，雌激素水平下降，易出现心理抑郁障碍。

中医体质学说认为：女性气郁体质，肝气郁结，血虚至瘀，经络不通畅，乳腺、四状腺、子宫、卵巢等处易患结节性疾病。

对一个乳腺结节患者，我们经X线钼靶和彩超等常规检查：

（一）对没有明确手术指征的"良性"结节患者除不断西医检查追踪，以防恶变而及时手术外，我们组织患者讲授：气郁体质、血瘀症与结节再生关系，体质养生等在预防结节增大的价值；月经期、产褥期、更年期的抑郁疏导和内心强大的培养；定期超声复查，追踪结节变化；中医调养、针灸、推拿等同时进行。

（二）对有手术指征的患者，我们亦予术前诊治过程认知辅导，解除患者对手术的恐惧。对手术成功，术后化、放疗的病人，首先进行心理辅导干预：患者要"悦纳"自己，树立我仍是一个"幸福女性"的信心，"完整"的女人主要以"人格"的完善来体现，如何率性修道，守中达和，重塑魅力。

（三）对化、放疗时出现胃口不佳、呕吐、脱发等不适，要求病人按西医方法，饮食均衡，补足营养素和微量元素，同时可考虑辨证调理，并以体质养生食疗跟进。

（四）对于顺利完成化、放疗等所有疗程的病人，我们的心理康复重点是强调病人已是正在康复的"正常人"，或和肿瘤细胞"和平共处"的慢性病人，而不是"绝症"病人。

以体质养生为基础，全面按国家中医药管理局和卫计委制定的《中国公民中医养生保健素养》内容精神实施。使肿瘤细胞向良好基因表达方向发展，患者偏颇体质向健康体质方向转化。

三、中西医治疗区别和互相整合价值和意义

（一）西医治疗与康复

西医认为：乳腺是多种内分泌激素的靶向器官，内分泌失调等多因素使乳腺产生乳腺增生或乳腺癌。手术治疗是乳腺癌的主要方法之一，并认为乳腺癌是全身性疾病，辅助化疗、放疗、内分泌、生物靶向治疗等。其五年生存率大多不错。后续基本没什么"标准"治疗措施。疗程完成后，就顺其自然，随遇而安了。实际上，五年生存率超过50%的癌症患者寥寥无几。

（二）中医治疗与康复

1.肿瘤概念

中医认为：肿瘤虽局部病变，实为全身性疾病在局部的反应。其发生，发展于禀赋不足，外来邪毒，情志失调，饮食不节等，导致脏腑功能失调，阻碍气血运行，造成寒痰凝聚，气滞血瘀，邪毒内结，癥瘕积久而成肿瘤。

《黄帝内经》就有"瘤"的病名，肿：肿大有形；瘤：留滞不去；癌：坚硬如石。

2.体质概念

体质："体"指形体、身体，引申为躯体和生理；"质"指特质、性质。

体质是禀受于先天，调养于后天，在生长、发育过程中，形成的形态结构、生理功能和心理状态等与自然和社会环境相适应的人体个性特征。体质特殊性是由脏腑盛衰、气血盈亏所决定。体质的差异性对疾病的发生发展、转归预后及药物治疗效果均有不同程度的影响。如气郁体质者，精神多抑郁不爽，多愁善感，故应注重情感上的疏导，消解其不良情绪。

3.中医治疗肿瘤概念

"扶正以祛邪"：包括理气行滞、活血化瘀、软坚散结、清热解毒等。"祛邪以安正"：包括健脾益气、补肾益精、滋阴补血、养阴生津等。

（三）中、西医治疗区别与评价

1.手术问题

从中医角度看手术，这些"外伤"对人的伤害是极大的，会导致元气大伤。本人认为：手术是西医的优势，其标准术式，由大量成功案例为基础总结而成，应该努力实施。而手术切除范围，亦应与其他学科的成果，包括中医治癌成果与时俱进。实际上，乳癌根治术的切除范围，也是"越切越小"，或引入微创手术，均为尽量减少对病人的"残害"。

2.化疗放疗问题

45岁以上乳腺增生症和乳癌患者，多为肾阳虚型体质。乳癌手术大量消耗能量，术后加重阳虚，化疗、放疗毒性大，持续时间长，阴液大伤。但对现有的"标准"方案，亦应尽量完成。起码已接受当今最先进的科研成果，治疗过程就"心安理得"，没有遗憾。同时尽量配合中医辨证施治，减少对消化道、骨髓的影响，也就是对中医脾、肾功能的影响。

3.西医治疗康复问题

完成所有标准方案后，西医治疗基本完成。剩下的是预防保健医学方面的开展：包括生活环境、工作环境的选择，营养食品、微量元素、维生素的补足等，多为物质"线性还原"层面的组合。

4.中医治疗康复问题

精神、物质双管齐下，形、气、神全面调养。站在西医的角度，中医食疗养生的可行性有：

（1）促进机体清除血管壁沉积瘀堵。

（2）诱导良好基因表达，加快食物消化吸收，调动沉睡的健康基因。

（3）清除、取代由于消化不良导致的基因异常表达产物。

（4）促进人体干细胞的增殖和功能。

5.西医、中医体调时效比较与评价

（1）西医是："点位治疗，即时有效"（数天）。

对影响因素相对单一的疾病，如急性病、外科疾病、感染性疾病等疗效独特。

（2）中医是："面位治疗，效慢持续"（数周）。

对影响因素较多的疾病，如内分泌疾病、免疫系统疾病、"三高"、癌症患者调理等效果明显。（古人的中医、针灸治急症，效果也很好，有待挖掘！）

（3）体质调理是："立体调养，效慢稳固"（数月、数年）。

修身养性，形神共养，可得天年。

（四）中西医整合治疗价值和意义

中医体质调养治疗：对心情郁闷的女性，防止乳腺结节形成（未病先防），对已患乳腺结节仍属良性者，防恶变（既病防变），对已恶变，手术及化放疗后，防止复发（瘥后防复），效果显著。与西医是优势互补。

我们的临床实践证明：中西医整合治疗乳腺癌，比单一的西医或单纯的中医治疗的疗效都要好。中西医整合治疗乳腺肿瘤价值明显，推广应用意义重大。

四、中医体质养生

女性以血为主，以血为用，气血失调是妇产科疾病发生的重要原因。气血亏虚，致血瘀证，是妇科最普遍、最常见的症候。《女科经纶》引方约之记："凡妇人之病，多是气血郁结；故治以开郁理气为主，郁开气行，而月候自调，诸病自瘥。"所以女性百病皆由郁致。40岁以下的乳腺增生症多为肝郁气滞型。解郁是治妇科病的突破口。《黄帝内经·素问》："人有五脏化五气……暴怒伤阴，暴喜伤阳，肝主怒，藏阴血，暴怒伤肝；心主喜，过喜则心阳之气耗散。""心者，君主之官也……主不明则十二官危，使道闭塞而不通，形乃大伤，以此养生则殃。"

（一）养心

女性心情不好，会影响全身各器官的功能；性格不好，易怒、爱发脾气，妇科病就多。"气为血之帅"，所以，女性身体健康标准，除不生病，还要心理健康，有道德准则，与周围和谐相处。

1.养气

孟子曰："我知言，我善养吾浩然之气。"女性首先要培养高尚"道德"之气。"夫子之道，忠恕而已矣。"忠，敬也，就是要忠于国家、忠于信仰、忠于丈夫；恕，仁也，就是要心胸宽阔，善解人意，和而不同。

某演员说："做女人难，做名女人更难。"做男人或者普通女人更容易？都说追求事业的"成功"女人很难，做传统型贤妻良母就不难吗？你愿意做普通女人或家庭主妇吗？别变成宫廷怨妇！传统与时代角色式的冲突怎样摆平？贤妻良母就不好追求事业吗？都说"好女人"旺三代，怎么个"好"法，才是女性的"德才"呢？

这些问题困扰着许多女性，最近的调查显示：15.8%的女性（18~44岁）符合忧郁症的临床标准。那可是患乳腺结节疾病的"高危大军"啊！"黄中通理，正位居体，发于事业，美之至也"，意思是通情达理，摆正位置，德艺双馨，就能成就您的"母仪天下"！

2.修身

当今社会，竞争激烈，女性要成就人生辉煌，就要保持独立人格，培养强大内心。"知止而后有定"，女性多感情丰富，以"气"用事，要学会"化性"，"柔弱胜刚强"。温柔是女性的有力"武器"，能干却又是一种迷人的"魅力"，好好把握吧。

"只富养，没穷养，女孩很难有教养"。

在家的女孩，有"父母滋润"之爱的"富养"下，要勤奋踏实，尽早承担家务，坚守如水般柔情女道。没有"穷养"经历，大多不知道人世间原来如此艰难，容易生怒气、抱怨人。"俭以养德"，穷养就能学会惜物、惜福、感恩。"穷人的孩子早当家"，您想拥有一个温馨的家吗？"甘其食，美其服，安其居，乐其俗"，"穷养"一下自己吧！"德不孤，必有邻"，纯洁清白，随圆就方，以后您就能恋场热烈、职场顺手。

男女都应知道自己的定位和角色修炼。

乾道成男，坤道成女；乾元资始，坤元资生。乾：天行健，君子以自强不息；坤：地势坤，君子以厚德载物。就是说，男人要像天体运行一样，刚德中正；女人要像大地一样，阴柔守正，助万物生长。

反观现在，和平年代资源过剩。女性光芒四射，"强势"的女性不少。现行教育体制，男性优势难发挥，没能在大风大浪中磨炼出男子汉的魄力。男性缺阳刚之气，外不能治国平天下，成职场中坚；内不能保妻护儿，成家庭中流砥柱。男人也郁闷！

"男儿当自强"。若男女能力、角色失平衡，"强势"的妈妈会带出"强势"的女孩或"弱势"的男孩。婚姻性格互补原则："弱势"的男孩，被"强势"的女孩吸引，以后"强势"的婆婆和媳妇对着干。丈夫若没有"顶天立地"的担当，或是软弱无能，就成了"夹心饼"，一家人心理忧郁、焦虑的源头由此产生。

3.齐家

女人的名字叫母亲，母亲是孩子的总设计师，改良世界的源头。

现在实施二胎政策，很多"准母亲"都太忙，经济有限，不知所措。其实，"家贫出孝子，慈母多败儿"，教育孩子的理念比时间更重要。"三岁看大，七岁看老"，抓住前七岁，培养好孩子的学习和生活的良好习惯，您和孩子就一生幸福。

"蒙以养正，圣功也"。要尽早按国学经典的要求，提升自己，言传身教给孩子。榜样的力量是无穷的，"不言之教"，抚养孩子就不会是很大负担。父母再大的成功都弥补不了因教育子女的失败所造成的终身遗憾和内疚，晚年就难开心。

家庭是女人的道场，家和万事兴。妻子要助夫成道，男人有时亦很脆弱，需要妻子"崇拜"和鼓励。夫妻俩要道德观念一致，对生活琐事要耐得住寂寞，育儿观念相近，事业上比翼齐飞，不能掉队。妻子的愿望亦可和丈夫的理想一起努力实施。但妻子"非分"的欲望，可要格外小心。妻子如有虚荣心、攀比心，很容易使丈夫迷失方向，稍有不慎，丈夫"定"不住，就会给全家人带来郁闷。所以《黄帝内经·素问》开篇说："恬淡虚无，真气从之，精神内守，病安从来。……所以能年皆度百岁，而动作不衰者，以其德全不危也。"

（二）饮食

《黄帝内经》开篇："上古之人……食饮有节，起居有常，不妄作劳，故能形与神俱，而尽终其天年，度百岁乃去。"可见合理饮食对养生何等重要，甚至可以享至天年，一百岁寿命不足为奇。

1.西医

（1）饮：饮水。水乃生命之源，一方水土养一方人，不同地区的水源，养出不同的体质，凉茶店就是广东特有。人从自然来，要饮自然水，过去是依山泉、河边而饮，后是挖井而饮。自然界的健康水，必须是干净、有营养、有生命活力。世界卫生组织关于健康水有七个标准，其中明确只有小分子团水（半幅宽≤100Hz）才能进入细胞，参与细胞的各种代谢活动。

（2）食：食品所含各种营养素，可对损伤的细胞进行修复，细胞代谢旺盛，组织再生加速，疾病得以康复。

2.中医

（1）中医食品物质观：

物质本身具备：物质、能量、信息三位一体，食物（水谷精微）→气血（能量）→布输全身（表象信息）。

（2）食物气化能量：

脾运化水谷精微；经心阳赤化为血；肺宣发肃降、朝百脉、通调水道；肝辅脾胃运化及胆汁分泌排泄；肾藏先、后天之精，化气，布全身。与六腑等协同作用，产生精、气、血、津液，完成人体整体生命活动。

3.饮食失调致病与调理

《黄帝内经》开篇："今时之人不然也，以酒为浆，以妄为常……务快其心，逆于生乐，起居无节，故半百而衰也。"

以饮食为例而言，指现代人把酒当水饮，不合理吃东西已是习以为常。为了吃得开心，违背生死原则，作息无规律，五十岁就衰老了。

（1）西医：随着物质文化水平的提高，饮食结构变化较大，烟、酒、肉类、油、糖、饮料比例增加，导致代谢紊乱性疾病，如"三高"、肿瘤，亚健康状态大幅度增高，西医大多用"对抗性治疗"，同时，"减肥治百病"。

（2）中医：营养过剩，代谢不良，产生大量有害物质。质地清稀称为饮（水毒），黏稠者称为痰。"痰生百病食生灾"，膏粱厚味，助湿生痰，促使内脏功能异常亢进，助湿生热；血液浓缩，脏腑经络不通，"久病从瘀"。《黄帝内经·素问》中："味伤形，气伤精，精化为气，气伤于味"。饮食太过，就伤脏腑，伤精气。

"脾胃为气血生化之源"。中医饮食调理，常从脾胃开始。脾胃的消化功能好，食物充分消化吸收，并化生为维持机体正常生命活动的必需能量，是生长气血，改善体质的根本。同时，要考虑饮食结构的合理性。"药补不如食补"，虚症病人饮食营养的补充，有时比服药更为重要。药补性味各不相同，应针对不同病因，选择相适应的药物，纠正病体气血、阴阳上的偏颇。如俗语常说的"虚不受补"。

《黄帝内经·素问》："味归形，形归气，气归精，精归血。"药食能滋养内脏，产生真元之气，精气又可具气化功能，产生各种生理效应。

所以，中医的饮食配伍效果应比西医单纯营养素补充价值大。

（三）体质养生具体方法

食品的性味比药物相对平和，体质比"证"候相对中和。我们仍应辨阴阳，辨体质，抓主要矛盾，才能有的放矢。体质养生也要遵从中医理、法、方、药原则。

出生时多以一种先天体质为主，贯穿生命始终，年龄增大，体质兼夹，混合。通过望神色、五官形态、舌象，结合寒热、饮食、情志、大小便等症状和病史的问诊及体质访谈测试，确定患者体质状态，拟出体调食疗方案。

因人有阴阳气血盛衰之不同而形成不同体质差异，而方药有补泻及寒热温凉之性，能够纠正体质之偏。以体质与方药的对应关系，就能通过用药食干预达到调整体质偏颇的目的。

慢性病是"得病如山倒，去病如抽丝"。因此在慢性病调理上，不仅要有有效的方剂，还得有足够的疗程，长期服用。这就要解决诊断治疗过程中的辨证不确定性，改变三天一换方，两日一更药的旧习弊病。实行剂型改革，使医药合一，解决抓药、煎药所带来的负担和疗效得不到保障的难题。针对亚健康、慢性病的特点，为适应时代要求，我们的协调疗法"三定原则"为"定证、定方、定疗程"。由于在辨证中实现了规范化，论治过程亦有了规律化，中药按一定的制剂配伍使用，开了中药制剂规格化先河。

《黄帝内经》开篇："夫道者，年皆百数。"懂得养生的人，年龄都可达百岁。活不到九十岁，那是您的错！

五、健康中国——中医战略

当今医学基础研究把人"分"得越来越微观。医生诊断靠检查指标，治疗公式化。疗效不佳时，医生无可奈何，进而医患互相指责。医生不重视问诊和体检，依赖化验单开药，忽视了人文关怀的巨大价值，医患距离越来越远。医疗模式层出不穷，但"慢性病高发难治，药害严重，医疗费居高不下"，已造成严重的世界性医患灾难。

中国经济增速世界第一，中国慢性病增速亦世界第一。慢性病即将井喷，二胎政策刚开放，老年化社会增速，医改步入深水区，"医养结合"是出路。没有全民健康就没有全民小康，"健康中国"已上升为国家战略。

中医养生文化博大精深，繁衍中华民族，生生不息。中医中药价廉物美，对现代慢性病、老年性多发病、肿瘤等养生防治，效果有目共睹，更符合国情和医改精神。解决人类医疗费和健康问题，不能没有中医。振兴中医，是当代人的使命。

六、中医现代化——科学的革命

西医微观，中医宏观；西医高科技，中医高思维。

20世纪初，屹立了三百多年的经典物理学，牛顿的空间容器、绝对流动时间链被打破。法拉第、玻尔、爱因斯坦等经精密实验证明：物质的存在不是机械性的，物质的相互联系、相互作用是一个不可分割的整体。就算是日常经验，最小细节，都是在宇宙中互相联系在一起。至今物理学的两大支柱"相对论"和"量子论"与中医整体观的哲学思想不谋而合。本人认为，中医已不再只是"朴素辩证唯物"那么简单。占宇宙质量95.1%的暗物质、暗能量，我们看不到，我们认知的物质，仅占宇宙的不到5%，"量子纠缠"确已存在，在一百多年前，爱因斯坦广义相对论所预言"引力波"的存在，最近又被证实。近年来，科技界对时空、磁场、信息等研究进展不大，包括西方哲学，都在向东方智慧寻求突破。人类的思想、情感，亦应有物质基础。西医的清晰诊断，也给中医很大的引导作用，中医需要现代化。我想，总有一天，中医会被赋予现代概念的"辩证"唯物主义。

西医的方法论上有待突破，从长远来看，西医亦应向中医的科学性回归。中医走向世界，是历史的必然。中西医一定能够整合。

钱学森指正：21世纪医学的发展方向是中医，中医理论包含了许多系统的思想，中医现代化是医学发展的正道，而且最终会引起科学技术系统的改造——科学革命。

复兴中华民族传统文化，要复兴"国学"。中医更容易让人切身感受到中国文化的博大精深，中医泰斗需要有大医精诚的国学情怀。"国医"占了"国学"的半壁江山，复兴"国学"，首先要复兴"国医"！

中医是属于全人类的共同"宝库"。

任重而道远！

◎ 分享：漫谈我的健康观

健康人人可为，为什么健康状况千差万别？有的事业有成却英年早逝，给社会、家庭造成不可估量的损失；而有的却是事业辉煌，家庭幸福，桃李满天下，成就百岁美满人生。

我认为，根本原因在于健康观念的差别。我的健康观是：

一、心主神明，心理平衡最重要

拿得起，亦放得下，全靠自己的心理调节。矛盾存在于一切事物发展过程中。看得透，看得通，所有问题都不是问题。问题全在你的内心能否过得去。在我诊病中，病人都从网上、朋友和医生那里了解自己的病情及进展，都把"坏"的放大，"好"的缩小。现代人亦善算计，算来算去，都觉得自己亏了，口有怨言，心中有火，越比越气，都觉得别人的钱比我多，我家的孩子比别人强，不能坦然地面对现实，整天内心冲突，生理心理失衡，哪有不生病的？

统计显示，综合医院的门诊病人，1/3是心理障碍，1/3心身疾病，剩下1/3才是躯体有病去就医的。凡事有正反两方面，能否吸收正能量，你有绝对完全的自由权，为什么不好好行使？

二、健康须有健康知识并转化为智慧

都说健康比财富重要，但我们用了多少时间和金钱投入去学习挣钱，成就财富自由？既然健康是最重要的财富，我们又用了多少投入去维护自己的健康？光有医学基本知识，每天坚持运动还不够。体格健壮的同时还要心理健康，和周围的人有良好的互动与适应，这就需要"世事洞明，人情练达"。所以，没有知识，没有智慧，就没有健康。

三、家庭是健康的港湾

一阴一阳之谓道。君子之道，造端于夫妇，夫妇和而家道成，修身而后齐家，齐家而后国治。天下不太平，我们自己能心理平衡吗？

一天24小时，8小时睡觉，8小时在单位工作，8小时私人及家庭聚会。为了谋生，我们呕心沥血，忍辱负重。回到家里，不但不会忍让，甚至把家人当作出气筒：工作单位不顺心，更换后重新再来，影响是有限而短暂的。家庭破裂后，重新更换，对人的伤痛是深远而持久的。经营家庭并不比经营职业容易。家庭、孩子对自身的健康影响远比职业重要得多。很多家庭问题源于我们太小看家庭了。一失足成千古恨，再回首已是百年身。家庭天翻地覆，孩子教育失败，职场再成功，都不能称为完善人生，更难有身体健康。

四、管不住自己就没有健康

别以为战场、职场、情场才需要意志和毅力，健康同样需要。我们经常把"紧急"的事情和重要的事情混淆了，整天被"紧急"的但不重要的事情占据，亦抵挡不住小恩小惠的诱惑，最终把身体健康这个最重要的事情挤得没时间和空间。当某天突发重病，或患不治之症时，呼天抢地，喊

爹骂娘，抱怨命运不公平。

所有事物的结果都是有原因的。没有成功的自身生涯规划，没有意志和毅力扼住命运的咽喉，奢谈健康都是无源之水：名利神马似云浮，一江春水向东流。

符医生语录

性格并非诱发疾病的绝对因素，但不同类型的性格与疾病的产生、发展及康复又有着密切的联系。许多疾病与贫穷有关，经济状况差的人，面对的社会压力会更大，像失业、住房、孩子上学等各种各样的问题，都给这群人造成了很大的心理负担。

若是这些家庭中突然有人患了重病，那么医药费又将成为他们的另一个沉重负担，如此百上加斤，家庭经济状况就会进一步恶化，形成一个恶性循环。反之，经济状况好的家庭，即使遇到同类麻烦，这方面的心理负担就要小得多。而且，他们有更强的经济能力和更多的精力去关注自己的健康，定期不定期体检都不是问题，疾病在轻时就查明治愈了，未必等到重时治，他们也就生活在健康的良性循环中。

从抽烟的比例也可以反映出一些社会问题。据统计，经济条件差的人群抽烟的比例会更高一些。虽然有些人抽烟已成习惯，但不可否认，抽烟也是一种减轻压力的方式。而经济条件好一些的人，除了注重养生，他们减压的方式会更多，例如旅游、健身、各种体育运动等，这些是经济条件差的人做不到的。

再说，环境可以改变人的性格，顺境时高谈阔论，逆境时沉默寡言的人相信你身边也有。当一个人变得抑郁寡言，封闭自己时，健康就容易出状况。

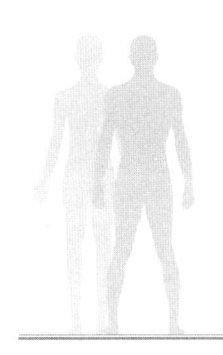

中医助你远离肿瘤

周爱军

周爱军，东莞市政协委员，九三学社东莞市副主任委员，曾任东莞市沙田医院院长，主任中医师，世界中医药联合会肝病专业委员会理事，广东省中医药学会仲景学说专业委员会常务理事，广东省中医学会内科专业委员会常委，广东省康复医学会常务理事，东莞市中医药学会副会长。

探寻中医的源头

一、伏羲——阴阳

说到中医，我们首先要弄懂阴阳的问题。对于阴阳人们总是有些误解，都认为这是一种迷信，实际上并非如此。阴阳可以说是中国传统文化的精髓。

阴阳的来历可以倒推至八千多年前的伏羲时代，而我们所说的八卦就是伏羲创造出来的。那么，阴阳究竟是怎么来的呢？其实就是伏羲通过对世界万物长时间的观察而得出的结论，也就是"天人相应"的思维模式。

伏羲每天都在思考天地之间的奥妙，观察到天上有星星、太阳、月亮、云等，而地上则有山川、河流、树木等；那么人身上有什么呢？鼻子、眼睛、嘴巴、四肢等等。最终他想到这三者都有着其最重要的东西：天上最重要的便是太阳和月亮；地上最重要的是高山与河流；而人最具代表性的，便是男女各自不同的生殖器。而这些重要的部分都有一个共同的特点，太阳、高山与男性生殖器总是实实在在地存在于世，因此伏羲便用实线代表它们；而月亮、河流与女性殖器都是会出现变化，不够凝实，伏羲便用虚线来表示。因此他便用天、地、人之间的这种共性总结出阳爻与阴爻，因此便有了"立天之道，曰阴与阳；立地之道，曰柔与刚；立人之道，曰仁与义"。这便是中国传统文化思维的源头。

而我们所说的"易有太极，是生两仪，两仪生四象，四象生八卦"中的两仪便是指阴与阳。而两仪生四象便是指，阴、阳各自可能还会再生阴阳，四象生八卦也是如此。

如图：

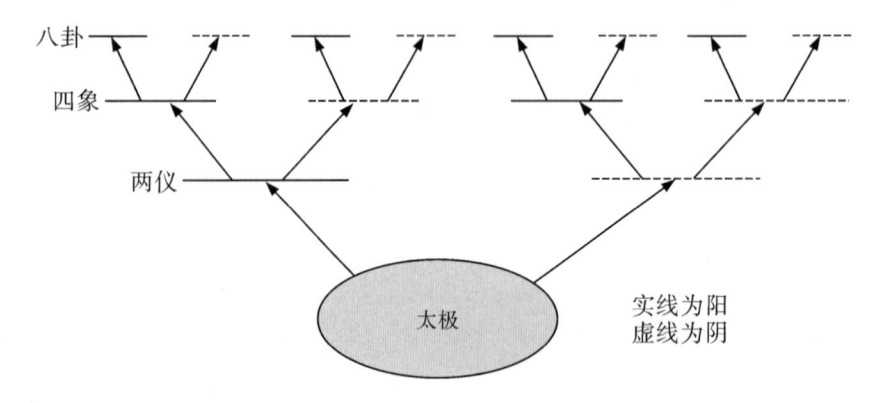

```
八卦 ───  ---  ---  ───  ---  ───  ───  ---
      ↑ ↑  ↑ ↑  ↑ ↑  ↑ ↑
四象 ─────  -----  ─────  -----
       ↑   ↑      ↑   ↑
两仪 ─────       -----
         ↑         ↑
            太极           实线为阳
                          虚线为阴
```

这也就符合中国传统中"从下往上"的思想标准，也就是说凡事都要从基础做起，例如树木、房屋等都是遵循"从下往上"的标准。而中医也是遵循天地阴阳的变化来治病救人。中医所重视的是病人患病的最根本原因，从源头出发，彻底清除病根。有时候人突然感冒，可能是因为身体阳气不足，而导致气无法运行至某个部位，便无法有效地抵抗和杀灭病菌，这时候西医可能会用消炎的方法来治疗病人，而中医则会用加温的方法来提升人体内的阳气，从根本上杀灭病毒。

因此，伏羲对于人类最大的贡献，便是阴阳概念的创造。

二、炎帝（神农氏）

炎帝存在于五千年前，而他对于人类最伟大的贡献有八个方面，其中最重要的便是农业。

农民种庄稼首先要掌握气候与时节的变化，而药材的生长也是如此。因此伏羲发明阴阳，神农就将阴阳的运行规律研究了出来。阴阳是如何运行的呢？首先要知道，我们所生存的世界是有气在运行的，而气的运行在不同时节有着不同的规律，春夏的气是由下往上、由内往外升的，而秋冬的气是由上往下、由外往内降的。只有弄清气的运行规律，农民才能种庄稼，因此"春生夏长，秋收冬藏"就是神农对阴阳运行规律的掌握。而我们养生也是一样，在不同时节，要根据阴阳运行规律来进行调节，因此我们要遵循"春夏养阳，秋冬养阴"的规则来调理身体。而肿瘤的发生离不开环境的影响，只有掌握了环境气候的变化，才能真正远离肿瘤。

有了阴阳的运行，这个时候也就有了"金、木、水、火、土"五行的产生。五行的产生与春夏秋冬是分不开的，其实很好理解：春天是万物生长的时节，取象于木；夏天是一年中最热的时节，取象于火；到了秋季，气候开始转凉，对应的便是冰凉的金；到了冬季，对应的便是最寒冷的水；土则存在于中间，因为世间万事万物都需要大地的承载。人要养生，最重要的便是土，当然远离肿瘤的奥妙也在于此。

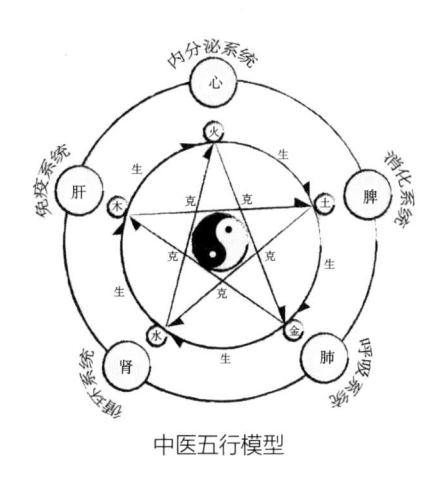

中医五行模型

三、黄帝

黄帝与炎帝在同一个时代。当时黄帝有个叫仓颉的史官开始造字，中国五千年的历史也就从此开始了。黄帝的贡献就是，在四象的基础上生出了六径，后来所说的十二经脉就是从此处开始的。四象分为太阳、少阳、太阴、少阴，而六径在此基础上加入了厥阴和阳明。

厥阴与阳明的含义可以这样解释：厥阴也就是阴收到了一个极致，到了阴的尽头开始打开时就叫作厥阴；而阳明也就是两阳相合，即太阳与少阳开始收拢时，便叫作阳明。这也是否极泰来的道理。

这一发现对人体疾病生理病理的描述，有着非常重大的意义，因为它将所有的病理都包括在里面，这也是为什么中医不分科的原因。从这里就可得知，中医是一个整体性的，无法分开言说的学说。

四、尧舜禹

尧是第一个将帝位禅让给舜的，而舜后来也将帝位禅让给了禹。但这个禅让也是有条件的，此条件便是允执厥中。允执厥中的意思就是真诚地执行自己的目标，绝不偏离方向。故宫的太和殿上，至今还悬挂着"允执厥中"四个大字。这里最重要的便是"中"，也就是要让继承人做到不偏不倚，始终保持着正确的方向。

而这里的"中"，也恰好就是中医的"中"。很多人都误以为中医就是指中国的医学，实际上并非如此。中医的"中"也是中庸之道的"中"，所以说治国与行医实际上是相通的，都讲究平衡。

其实中医所说的疾病有两个概念，疾指的生理上的问题，而病则指心理上的问题。中医既注重身体的平衡也注重心理的平衡，心理的平衡甚至比身体的平衡更重要。

对于平衡可以这样解释，例如：中医常说的寒症与热症、虚症与实症都是需要平衡的，如果实的部分过多，就要想办法去实补虚，如果虚的部分多了，当然就要去虚补实。总之，要始终让它们保持平衡的状态。

如果将平衡引用到肿瘤的问题上，就可以解释肿瘤是怎么发生的：当我们身体内的某个部位寒到极致或者热到极致时，都会出现凝聚的现象，而这些聚集起来的东西便形成毒，它可以损害周边的细胞环境，从而产生肿瘤。因此，外围的环境对身体的影响非常大。

中医的健康观

所谓天人相应，实际上就是要顺着天的变化来对自身进行调理，也就是不能违反了自然规律。

中医的健康观就是中正平和，天、地、人之间的平衡，以及自身的阴阳平衡。前面已经了解到寒属于阴，热属于阳，一旦身体内的哪一方多或者少了，就会失去平衡，这时候寒气重就得驱寒，热气重就得散热。中医的药方也是根据这一原则抓药的。

如图：

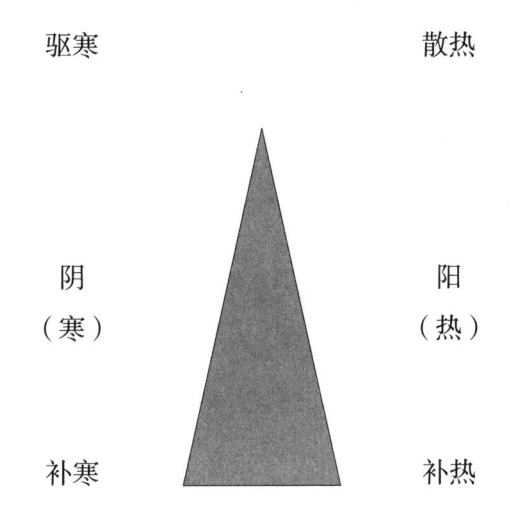

```
    驱寒              散热


    阴                阳
   （寒）            （热）


    补寒              补热
```

无论什么药都是有偏向的，中医用药非常有讲究。当人体寒热失衡，处于极寒状态时，中医就会用极热的药材，甚至是热到有毒的程度，将寒气压下去，反之亦然。所以无论身体哪个部位出问题都离不开阴阳失衡，只要将这两样东西调整好，病痛自然也就消除了。

这也是一种源头治理法。中医具有很强的包容性，是一个无可分割的整体，可以将身体与环境等各种因素联系起来。例如广州处于南方，北京处于北方，即使在同一个时节，两地的气候还是有着非常大的区别，如果两地有人患了同样的病，中医也必须根据气候用不同的药。所以同一种病在不同体质的人身上、在不同气候下，所用的药都有所不同。因此就有"同病异治、异病同治"的说法。

中医的八纲就是：阴、阳、寒、热、表、里、虚、实。

阳　　　　　　　　阴
热：　　　　　　　寒：
阴虚或热盛　　　　阴虚或寒盛

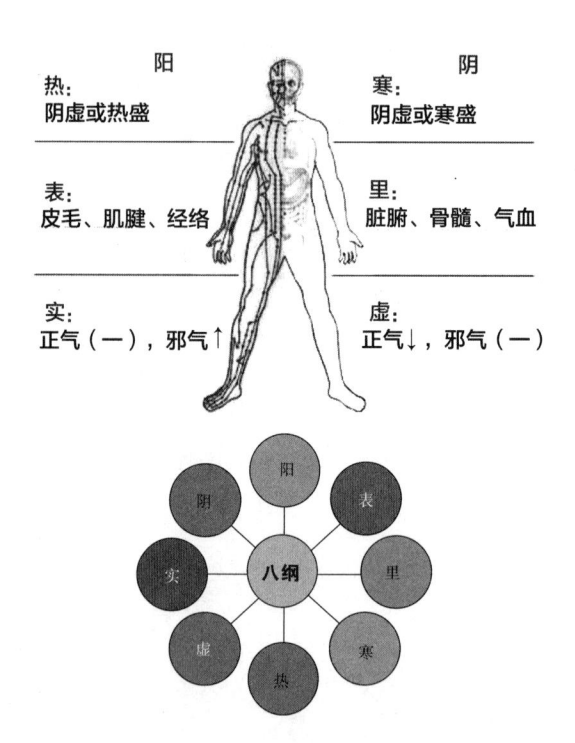

表：　　　　　　　里：
皮毛、肌腱、经络　脏腑、骨髓、气血

实：　　　　　　　虚：
正气（一），邪气↑　正气↓，邪气（一）

八纲：阳、表、里、寒、热、虚、实、阴

其中阴阳为总纲，表里指的就是身体的部位，而热、表、实都属于阳，寒、里、虚就属于阴，由此就又回到了阴阳平衡的问题上。

在中医的养生中，也是同样的道理。大家都知道补品对人体有好处，但若是补错了方向，那就有害无益了。就好比车子的轮胎，若是里面的气已充足，你还往里面打气，后果可想而知。人参可以补气，当人没有出现气虚的时候，吃再好的人参也是多余的，现实中也有很多吃人参吃出问题来的例子。因此，平时将药材用在膳食中也要非常谨慎。

养生还要遵循五行规律，脾胃属土，肝胆属木，心脏与小肠属火，肺与大肠属金，肾与膀胱属水。

其中最为重要的就是养脾和胃，因为有了结实的厚土，身体的承受力就更强，其他地方也就没那么容易出问题。肿瘤也是如此，如果脾胃功能好，就会大大地降低肿瘤发生的概率。

最容易脾胃失调的就是老人和小孩。小孩的脏腑还太过娇嫩，承受能力比大人差。有些家长太过心急，希望孩子快快长身体，给孩子们吃很多东西，而这些东西都需要脾胃来消化，超负荷的消化使得脾胃功能下降。这是对孩子莫大的伤害，使孩子的身体变得非常虚弱，很容易患病。而老人家随着年龄的增长，身体各部位逐渐开始走下坡路，这时候补脾胃就非常有必要了。

总之，要想身体达到平衡，最重要的还是要有一个健康的生活方式。《黄帝内经·上古天真论》有云："上古之人，其知道者，法于阴阳，和于术数，食饮有节，起居有常，不妄作劳，故能形与神俱，而尽终其天年，度百岁乃去。今时之人不然也，以酒为浆，以妄为常，醉以入房，以欲竭其精，以耗散其真，不知持满，不时御神，务快其心，逆于生乐，起居无节，故半百而衰也。"

意思就是：古人懂得天地阴阳运行规律，因此所有的行为都按照阴阳规律来进行，饮食、起居、劳作都非常有度有规律，由此身心达到平衡，所以能长寿。而现在的人，一反常态，将酒当成饮料来喝，日夜颠倒，不善于调养精气，只知贪图一时愉悦而违反养生之道，所以年过半百身体就开始衰竭。

养生要根据四季中气的运行规律来进行。春季万物开始生长，阳气初生，开始由下往上运行，因此到了夏季地底下的气都升到了天空中，天气就变得非常热，而地面是凉的，这就解释了为什么夏天井水是凉的。因此夏天的身体是内虚外实，现在女孩子穿短裙也恰恰违反了这个规律。而且夏天也不能吃生冷的东西，因为内部是空虚的，无法消化它，就容易拉肚子，所以夏天多吃姜，根据在此。

秋季万物开始凋零，阳气逐渐回到地面，开始由上往下运行，因此到了冬季阳气全都回到地下，天气就变得非常寒冷。身体随之内实外虚，阳气都藏在里面，所以要多吃萝卜，不要让体内的阳气过于旺盛，也就是俗称的上火。因此"冬吃萝卜夏吃姜"就是为了使身体在不同气候下达到平衡。

养生必须遵循"春夏养阳，秋冬养阴"的定理。而肿瘤的形成也与气的运行有关，也就是体内的气，该升的升不上去，该降的降不下来，淤积在一个地方便形成毒，也就是肿瘤。

◎ 分享："平人者，不病也"

健者，体健也；康者，乐心也；健康必须形神合一、形与神俱。《素问·平人气象论》记载"平人者，不病也"，所以健康必须做到身体中正平和，同时调节心理以至心平气和。

养生防病的总纲领是"上古之人，其知道者，法于阴阳，和于术数，食饮有节，起居有常，不妄作劳，故能形与神俱，而尽终其天年，度百岁乃去"，"夫上古圣人之教下也，皆谓之虚邪贼风，避之有时，恬惔虚无，真气从之，精神内守，病安从来？"

在癌症的防治方面，内伤七情，外感六淫，导致五脏六腑的相应损伤，五脏之间不能维持有序的"相生""相克"动态平衡，结果导致肿瘤等疾病的发生。因此，防治肿瘤必须从这一规律出发，从人体的整体观念出发，重视个体体质，辨证施治，以扶正祛邪、燮和阴阳为原则，以此来贯穿癌症防治的全过程。

符医生语录

中医认为：一切认知归根到底都来源于感觉经验，所谓科学知识只是借助于大自然的规律及人对应的感觉经验而归纳出的结果。

西医认为：感觉经验由于是相对的、个别偶然的，因而是不可靠的，具有普遍必然性的科学知识不可能建立在这样不可靠的基础之上，如果是科学知识，它就不能以感觉经验为基础，而只能是从理性中固有的天赋观念推演而来，才能说明科学知识的普遍必然性。

但两者的核心都是借助各自不同的认知体系和方法，从不同的角度对人体客观存在内环境的观察和表达，并各自在此基础上总结了一套日益完善的行之有效的治疗体系。健康哲学并非存在于某一位哲学家或医学家的思想里，既不存在于某一个流派（如：中医或西医）之中，也不存在于某一本教科书里，而是存在于过去、现在乃至将来所有探索道路之中。

人类不同于其他一切存在物的特性就在于他是一种非现成的、非凝固的、始终处在生成过程之中的因而是开放的或自由的存在，对人类自身的研究如果非要像对待其他自然科学那样，那么就有可能使这个无限的开放的理想境界凝固化、有限化、对象化甚至物化，而这样做不但不可能实现理想，反而会"南辕北辙"。所以只有在健康哲学这一平台上才能得以包容、整合，才能让中西医在此归于本源，达到融合统一。

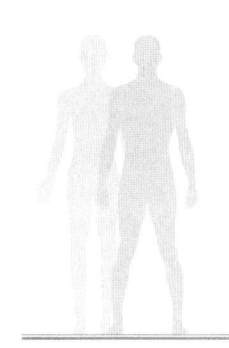

天人相应，平衡内环境

陈向阳

陈向阳，先后就读于广州中山医科大学临床医学系、中山大学管理学院，现任广东省人民医院科研处处长，在质量管理、人力资源管理、人文医学和科研管理等方面有较丰富的实践经验。担任广东省医院协会医院人力资源管理专业委员会副主任委员、广东省医院协会医院科教管理专业委员会副主任委员等，是中国医师协会人文医学的培训师。

养生一定要养内环境，只有遵守身体内部的规则，才能达到最好的养生效果。内环境要达到平衡就靠我们不断地调节经络。

"内环境"一词，是美国的坎农（Walter Bradford Cannon，1871—1945）提出的，他还指出维持生命内环境的稳态是所有生理活动的首要任务。也就是说，经络就是我们必须要维稳的东西，通过经络去调节内部环境。血液的稳态，主要通过内脏和内分泌系统的协调来完成，而内脏与内分泌系统的优劣又取决于经络。也就是说，如果我们的经络不通，就会对身体构成种种危害，而且危害可能非常大。就好比一条普通的马路，平时觉得它可有可无，并不重要，你可能会说，"没有它，我走挨着的那条也行的"，但如果真的将它封掉，周边就堵车，挨着的那条路你也走不通，这时才知道没有它是不行的，道路交通是一个系统，一环不通处处不畅。身体系统亦同此理。

只有经络通畅了，里面的毒素或废弃物才能排出来，而外面的营养也才进得去。在古代，医生考核新人就专门制作一个铜人，往铜人体内注入水，身上则打了很多小孔，学医者就可直接扎铜人身上的小孔，扎对了穴道，小孔内就会流出水来，扎错则无水流出。经络理论来自于中国人特殊的思维模式，是古代中医通过长期对人体进行观察而得出来的一种概念或结论，经络的存在也被现代医学证实了。西方人通过解剖学证明了经络的存在，他们直接将人体解剖，发现了人的骨骼、动脉、静脉、器官等。中西医是从不同的角度去描述人体内的各个组织，总之无论从哪个角度、用何种语汇，大家描述的都是同一客观存在。当然，西医最初是否认经络的存在的，后来，现代医学研究者用猪做了实验，证明了经络通道的客观存在。科学就是这样一个过程，让事实说话，历经"否定之否定"的螺旋式发展，无限逼近真理。

那么很多人就有疑问了，血管是经络吗？其实血管只是经络的一部分，它不能完全代表经络，例如血脉。像中医常说的行气的气道，在现代医学中是找不到的，这只能在古中医典籍中看到。至于中医所说的气，在现代来说代表的是能量或者气血，而行气就是一种能量或气血的传导。

生活中常用的拔火罐、按摩都是经络原理的实践性操作。针灸则是通过热的作用，使血管得以扩张，让毛细血管的滤出增加，组织液量增大，从而冲刷堵塞的经络通道，使之更加畅通，同时带走堆积在身体内的代谢废物。

我们的经络在什么情况下会不通畅呢？例如长时间的步行或站立，以及久坐，经络就会受到挤压，也就不再通畅。由于经络存在于肌肉的间隙内，所以当我们长时间挤压肌肉时，经络也会受到挤压。按摩就是出于这个道理，由于肌肉得到松弛，那么经络也自然就会变得通畅。

按摩的原理是，用力学的方法改变不正常的骨骼结构，使相关的软组织恢复正常位置；通过按摩梳理紊乱的肌纤维（理筋），使肌肉的"分肉之间"恢复通道的功能；使用砭板（拔罐等）或徒手弹拨（用手按摩）等方法，分离粘连的肌肉群和卡压部位，使组织液通道恢复畅通。

◎ 分享：天人相应

生活习惯对健康的影响非常大，但人们对这方面的认识还存在着很多误区。例如，民间常说"早睡早起"，"早睡"很有道理，但"早起"却不尽然。

地球运转，形成四季，有了白昼与黑夜。地球上所有物种都应该遵循季节变化规律而活动，这便是我们所追求的"天人相应"。"早睡早起"的生活习惯在春夏之际可以遵循，但秋冬就不一定了。春天正值万物生发之际，白昼渐渐长于黑夜，夏季更甚。而秋季，天气逐渐转凉，万物开始收割，黑夜渐渐长于白昼。到冬季，万物开始内藏。就好像动物需要冬眠，人到了冬季也应该是"早睡晚起"。这也是"春生夏长，秋收冬藏"的道理。

当然，无论哪个季节，早睡是必须的，因为夜晚是身体清理垃圾，也就是解毒的时间，如果这个时候还在吃喝玩乐，那就是在给身体增加毒素。另外，午睡也很重要，传统所说的"子午觉"是在晚上的23点到凌晨1点和中午的11点到13点，都是阴阳交替的时间，这个时候人是最虚弱的，所以都需要休息。

由此可见，很多人们习以为常的、公认的好的生活习惯，有时候也不一定适用于所有季节，我们要根据四时变化和所处的大环境来调节生活习惯。道家思想也如此，正所谓"道法自然"，也就是说人不能做有违自然的事。比如说，为什么北方人可以大补，而南方人却不行？而且，南方的中医以研究脾胃为主，北方则以肾为主，原因就在于各自的气候和自然环境不同。北方天气寒冷，因此非常需要补充能量，南方则比北方要温暖得多，所以调理方法也不同。

其实，很多疾病在早期是可以通过生活习惯的改善来预防或控制的，甚至可以病后逆转。我认识一个专家，也是医院的领导，他在近60岁时身体出现状况，处于糖耐量异常与糖尿病之间。他通过饮食的调控和适量的运动使病情得以好转，很长时间无须再服用药物，身体逐渐回归平衡状态。当然，他也做出了一些牺牲，像尽量减少工作上的应酬，将更多的时间用于运动上。不过，运动也要适量，世界上很少有职业运动员可以长寿。职业运动员追求的是人体极限，而非健康长寿，结果把运动量推向了极限，因此，他们很难不伤病缠身，很难长寿。过度运动会损害身体。可见，只有遵循自然和身体的规律，才能远离疾病。

所以，现代人的各种疾病和亚健康状态，大多是由不良的生活习惯造成的。另一方面就是压力，来自于生活、工作、家庭等各方面的压力，都成了疾病发生的源头。实际上，如果一个人到了中年，没有什么精神压力或能够自己化解压力，使身心达到平衡，那他就不会生大病。另外像那些自杀的人，其实就是那一瞬间的念头，只要度过那一瞬间，极端的思想扭转过来，可能就没事了。疾病也是如此，它是一种从量变到质变的过程，通过日积月累，身体渐渐失衡，而不平衡的状态达到一个临界点，便会瞬间出现质变，疾病也就发生了。往往很多人在没达到质变的那一天，就无法认识问题的严重性，总是抱着侥幸心理，认为悲剧不会发生在自己身上。

当然思想上的转变和身体的调理还是需要专人指导的，可惜我们现在所处的社会有一个很大的遗憾。国家耗费大量的精力和钱财去培养医生治病，希望他们通过治病而不是防病去解决健康问题。同时，评价医生成就和水平的标准，也反映在对疾病的治疗上，很少有医生的成就是反映在对社会进行健康指导方面的。其实，病前预防比病后治疗要有意义得多。

现在医院门诊，医生一天要看几十甚至上百个病人。如果医生能减少跨进医院大门的病人，那才是真正的功德无量。当然，要做到这一点还需要很长的时间，大众和医者都需要一个思想转变的过程，但愿这样的转变能够尽早实现！

符医生语录

"经络能让人生，也能让人死"，这绝对不是开玩笑的。好比武侠小说中的点穴功夫，点到某个穴道就能限制人的行动，甚至能直接致死。按照现代医学的说法，这种所谓的点穴，有可能是点中了人的大动脉，导致水肿、肢体供血不足，最后腐烂致死。还有一种可能是点中了神经，在突然的强刺激之后，使神经出现短时间的麻木，而限制了人的行动。

古代医学，经络被称为气血运营的通道。人体内的经络是纵横交错的，其交叉于身体内的各个器官之中，使身体内外达到一个平衡的状态，使人体时刻处于动态平衡之中。

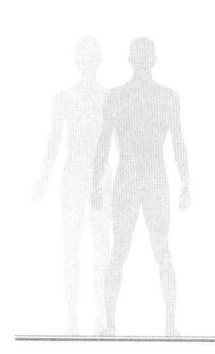

走出致命误区

马 冬

马冬，广东省人民医院肿瘤内科主任、主任医师。

从事肿瘤内科工作30年，对各种实体肿瘤的诊治有丰富的临床经验，尤其擅长消化系统肿瘤和老年常见恶性肿瘤的多学科综合治疗。

承担多项国内和国际性的多中心临床研究项目，主持和承担多项省级科研课题，主编和参加编写《胰腺癌临床实践——争论与共识》《消化系肿瘤循证化疗治疗学》《肿瘤中西医治疗学》和《实用消化系肿瘤学》等多部专著。

学术兼职：

CSCO胰腺癌专家委员会委员，CSCO肿瘤营养治疗专家委员会委员，中国医师协会结直肠癌专业委员会委员，广州抗癌协会副理事长、大肠癌专业委员会主任委员，广东省抗癌协会化疗专业委员会副主委、大肠癌专业委员会常委、胃癌专业委员会常委、靶向与个体化治疗专业委员会常务委员，广东省医学会肿瘤分会常委、消化肿瘤学分会常委，广东省药学会肿瘤用药专家委员会副主委。

常见的癌症治疗误区

一、饮食误区

如今社会上流行一种"酸性体质容易患癌"的说法，引导人们或患者吃大量的碱性食物，其实是不科学的。诚然，随着物质水平的提高，大多数人食用肉类尤其是红肉类食品，这些食物多属于酸性，碱性的植物类食品往往容易被忽视，但并不是因此就使人变为"酸性"。正常人体能够通过自身调节达到平衡而保持pH在7.35~7.45的弱碱性环境，如人在剧烈运动之后，体质会短期内变为"酸性"，但很快就恢复正常，这就是体内调节的结果。

健康饮食讲究的是平衡，为了所谓的碱性体质，断然不食用肉类，只进食蔬菜、豆类等植物性食品是不健康的。当一个人患上癌症之后，片面地吃素，企图以此改变体质的酸碱性来达到抗肿瘤的效果也是徒劳的。那些极力主张通过饮食改变人体酸碱性达到抗癌效果的"大师"都有一个目的，就是推销所谓能碱化人体的昂贵"产品"，而常见的、物美价廉的强碱性食品如海带、葡萄、绿茶等却似乎没人去宣传追捧。

有一个患者，是五十多岁的酒楼女老板，因长期不良的饮食习惯导致肠胃不适，到医院检查时已是大肠癌肺转移。患者很快便接受了医院的正规治疗，手术后经过五个多月的化疗，病情总算逐渐好转。出院后的头几个月也不忘定期前往医院复查，但后来听信传言，竟然接受伪养生食疗专家张悟本之流的饮食疗法，违背医生给出的康复建议，放弃正常的饮食方法，开始吃素，生吃大量的蔬菜和绿豆。大半年之后，这位女士身体日渐消瘦，出现水肿症状，心中很是害怕，便再到医院做检查。医生给出的结论是营养不良，同时"碱性"的体质也没有带来抗癌的疗效，肿瘤还复发了。这时她才发现自己被骗了。好在她迷途知返，恢复了健康的饮食方式，并到医院配合接受医生的治疗，最终病情再次得以控制，至今已经三年多了，病情依然稳定。但祸不单行，这位女士的女儿也因长期吸烟喝酒、饮食不规律，经检查发现患胃癌，虽然接受手术治疗，但由于同样受社会上的传言影响，抗拒接受后续的化疗，最终耽误了治疗时机，不到五个月就遗憾离世，身为母亲的她最后只能白发人送黑发人。

除了为碱化体质限制肉类摄入外，还有一个常见的现象，就是听信通过忌口、限制营养的摄入，让肿瘤得不到营养供应来控制肿瘤的发展，这些误导性的传言只会耽误患者治疗的最佳时机。恶性肿瘤本身就是一种消耗性疾病，同时，抗肿瘤治疗后体力的恢复也需要大量的营养物质，假如患病者完全拒绝肉食，肿瘤不但不会"饿死"，反而更消耗体内的营养积蓄，会使身体因为缺少营养物质的补充，出现体力下降、贫血、低蛋白血症，进一步使免疫力下降，反而加速病情发展。当病情恶化才认识到这一点时，可能已经后悔莫及了。因此，肿瘤患者更应该重视营养物质的摄入，更应该注意营养均衡，最好能够咨询医院的营养师，对饮食结构作出适当的调整。

二、偏方误区

除了一些错误的治疗方式，很多患者被求生的意念冲昏了头脑，在治疗的过程中寻找一些"救命偏方"，使原本有了转机的病情再次加剧，最后将自己推向死亡的边缘。这些人不只害了自己，甚至还害了身边的人。

有个邓先生是个晚期的肝癌患者，几家大医院都认为他的生存不会超过3个月。虽然家境不是太宽裕，但为了争取更多与家人相处的机会，他积极地接受了医生的治疗。在医生的努力和患者的配合下，终于将他的病情稳定了下来，顺利地延续了18个月的生命。

就在这时，病房来了一个新病友黄先生，是个富豪，同样是肝癌晚期。黄先生非常懊恼，他赚了那么多钱，还没来得及享受，就宣告他的生命即将走到尽头。两个同病相怜的癌症晚期患者很快就成了好朋友。在医生的精心治疗下，黄先生的病情也有好转，但他并不满足，常说："我实在不相信这个病不能治好，那些医生总是把事情说得那么严重，只要有钱，总会有办法的。"邓先生以自身为例劝导他安心配合医生的治疗，这样或许还可以多活一段时间。

但黄先生不服气，认为自己有的是钱，什么药买不到？他四处托人打听秘方神药，终于有一天有人给他找到了秘方和一种可以轻松地杀死癌细胞的草药。他急切地推荐给邓先生。邓先生虽然有些动心，但半信半疑。而黄先生却不断给他壮胆："我做这么大生意，想骗我哪有那么容易，我真的听说很多人吃这药吃好了，我才决定买的，药过几天就到了。"

邓先生终于信以为真，黄先生也十分仗义："咱俩关系那么好，我叫人多买一些，到时送你一些。"几天后所谓的神药就送到了他们手里，两人瞒着医生将药服了下去。两天后，问题出现了，两人的病情同时恶化，出现严重黄疸、肝昏迷，病情陷入极度危险的状态。医生积极抢救，最终，原本病情已稳定的邓先生不治身亡，而黄先生则被抢救了过来。

然而，危险过后，黄先生不但没有吸取教训反而变得更加疯狂，他就是不肯相信自己的生命即将走到尽头，再次托人四处寻找灵丹妙药，在这家医院接受一种治疗同时又到其他医院接受另一种治疗，只要有人说好，药越贵他越有信心。这样不到一年，原本近亿元的财产就这样被他消耗殆尽，而用于医院正规治疗的费用却只有几十万元。当生命走到尽头时，他还在远离家乡数千里、寻找江湖神医的路上，就那样带着悔恨和痛苦离世。

两个病友的无知让他们提前结束了自己的生命，或许听从医生的安排，接受科学的治疗，生命还能得到更好的延续，而在生命的最后时光，也还能与家人一起，不至于走得漂流落魄、孤苦伶仃。

三、治疗方式的误区

当被确诊为晚期癌症后，在目前缺乏有效根治性手段的情况下，患者可以做出的选择只能是通过积极治疗控制病情发展，减轻症状，提高生存质量，尽可能地延长生存时间。这时候患者应该做的就是正视现实，调整心态，积极配合治疗。同一种肿瘤，不同的个体、不同的病情有不同的治疗方式，应根据具体情况采用合适的治疗方法，这就是个体化治疗。有时，还根据病情需要采取多种治疗手段，甚至是把不同专科的手段结合在一起协同治疗，也就是多学科的综合治疗。但是，并非最贵、最新的药物或手段就能得到最好的疗效，也不是所有的手段都用上疾病就能治好，应用不恰当，效果可能适得其反。在科学面前，并没有奇迹可言，但往往有些人就是想创造奇迹，结果只能落得人财两空。

有个患者罗先生，同样被确诊为肝癌晚期，医生告诉他必须接受抗肿瘤、抗病毒的治疗，根据他的具体情况，治疗得当病情可以控制但无法根治。他接受了一段时间的治疗，病情得以稳定。但他并不满足于目前的有效治疗，开始怀疑主诊医生对他的病情做出的结论。于是，他开始走访各大医院，希望能寻到神医将他的病治好。

通过不懈努力，果然有医生说能治好他的病，他感到非常兴奋，对这个医生崇拜不已。服用一些疗效并没有得到验证的昂贵新药，一段时间后，他的病情开始恶化了。无奈的罗先生离开这个神医，又回去找原来的主诊医生，并要求为他开刀，直接切除肿瘤，或者帮他进行肝移植。医生苦口婆心地劝告，明确他的病情不可能手术治疗，也不适宜做移植手术，因为弥漫性肝癌无法手术切除，同时又是由乙肝诱发的肝癌，肝炎病毒并没有得到控制，即使能找到供者接受肝移植，活跃的乙肝病毒还是会将新的肝脏破坏，过不了多久癌细胞还是会出现。而手术会给身体造成打击，术后的免疫抑制剂治疗会加速病毒复制，肿瘤可能生长得更快。

这一次，患者听从了医生的劝告，开始继续接受靶向药物治疗。然而，治病心切的他在接受这边治疗的同时，又偷偷到另一家医院进行化疗和所谓的生物治疗。该患者忽略了异病可以同治、同病可以异治的科学道理和不同药物之间可能存在配伍禁忌的常识，最终出现了严重的不良反应，当医生发现问题后，他才说出实情。医生告诉他要是决定在我们这里治疗，就必须放弃其他医院的治疗，或者需要两家医生之间进行沟通，采用的治疗没有重复或矛盾才能进行。最终罗先生还是放弃了这位医生的治疗而选择去其他医院继续化疗，因为这位医生告诉他的是最真实的情况和预后，而别人告诉他的却是能创造奇迹的美丽神话。

到了另一家医院，在那里他还是用了很多昂贵的、疗效未经证实的新药，还进行了对预后毫无帮助的射频消融、粒子植入等局部治疗，但病情始终不见好转，药物的毒副作用和肝功能的严重损害反而令他痛苦不堪。无奈之下，他又回来找原来的主诊医生，希望再次接受治疗，但是病情已经非常糟糕了，而且在反复遭受挫折之后患者变得惊疑不定，在治疗过程中对每个药物的说明书都进行仔细研究，半懂不懂地在网上寻找答案和治疗措施。有一次发现自己所用药物的说明书上列举了很多可能出现的副作用，虽然有些症状是他还没用该药之前就已经出现了的，可能是以前的药物所造成的，他拒绝再用这种药，最终因病情过于严重不治。

四、迷信不可信

现在，一旦有人患上癌症，家人和亲戚朋友便全部动员起来，各方各面的关心，伴随着各种各样的保健品、药品，倾尽所能往患者那里送。其实这些没有医学知识的亲戚朋友有时候反而会帮倒忙。还有一些更离谱的患者家属，不但抗拒医生的治疗，竟然还迷信神棍巫婆，让患者放弃正规治疗而接受所谓的"大师"治疗。

生在一个公务员家庭的方先生，三十出头成了公务员，且刚为人父，但不幸的是他被确诊为肝癌晚期，一个幸福的家庭从此蒙上了阴霾。

医生告诉他们，只要接受治疗，乐观的话方先生还可以延续一两年的生命。公务员的理智让他们很快就冷静下来，方老先生决定配合医生为儿子延续生命。一切准备就绪，医生为方先生进行了三个月的细心治疗，终于将他的病情稳定下来。

肿瘤造成的伤害让患者疼痛不已，医生为缓解他的疼痛，启用了癌痛的第三阶梯药物治疗，效果相当好。但由于社会上传说肝癌患者最后都是痛死的，这么好的止痛治疗效果反而让他不放心，尤其在接受相关药物知识宣教时，一听说药中含有鸦片成分，他已昏了头，医生后面的解释根本没有心思听，脑中只想着一些道听途说的不实之词，如止痛药的副作用很大、止痛药会上瘾等等。误以为是为自己的身体着想，他断然拒绝了用药。其实药片中适量的鸦片成分是起镇痛作用的，副反应可以自行缓解或控制的，口服也不会有成瘾的问题，这些知识他并没有听进去。

方先生并没有将拒绝吃止痛药的事情告诉父母，但他强忍疼痛的样子父母看在眼里，他们心里也非常难受。为了减轻儿子的痛苦，父母四处打听偏方，最终找到一个"活神仙"，号称是八仙姑的儿子，身怀异禀，让他摸一摸就能减轻凡人的痛苦，包医百病。

原本理智的知识分子家庭，被病魔冲昏了头脑，专门远道去拜访这个"活神仙"，并决定让儿子去试试，兴许真的能减轻儿子的痛苦。方先生刚开始也不相信父母，但为了让父母宽心，便决定去试试。这一试，果真有奇效，方先生感觉疼痛似乎真是减少了。可一离开"活神仙"，钻心的痛又开始折磨他，于是他便频繁拜访这个所谓的"活神仙"。久而久之，对"活神仙"深信不疑，产生了依赖。有一次他忍不住问"活神仙"是否能完全治好他的病，"活神仙"很肯定地告诉他，很多人的病经他一摸都手到病除。就这样方先生一家渐渐放弃了医院的治疗，整日待在"活神仙"那儿。不到三个月，终因肿瘤恶化去世。

很多人说，既然"活神仙"是假的，那么为什么他的抚摸又能使人减轻痛苦呢？其实道理很简单，那只是心理暗示的作用。当一个人痛苦到极致时，总是需要外界的安抚，而这个带着光环的"活神仙"就成了他潜意识的精神支柱，大家都说被他抚摸就一定能减轻痛苦，在这种集体的心理暗示作用下，见到"活神仙"并接受其抚摸，在短时间内会感觉好像痛苦减轻了。可所谓的"活神仙"能治病，纯属无稽之谈，害人不浅，方先生就是一个很好的例子。

五、手术与化疗的误区

对于大多数的实体肿瘤，手术是唯一的根治性办法，但只适合早中期的患者；少数对化疗敏感的肿瘤如生殖细胞肿瘤，或全身性的肿瘤如恶性淋巴瘤可以化疗联合其他的局部治疗。少数早期癌症患者对各种治疗手段的应用并不了解，误以为开刀会致死，片面认为不开刀还可以多活几年，从而排斥手术，宁愿接受化疗甚至只用中草药治疗，延误了病情，丧失了原本有可能根治的机会；还有某些原发病灶已经完全切除而出现其他部位转移的病例，如肠癌术后肝、肺转移，手术也可能让患者获得根治机会，因此不应该轻易放弃可手术的机会。更常见的是，有些晚期患者，肿瘤已经不可能完全切除，勉强手术可能带来严重的并发症，对生存无益，此时控制肿瘤，延长生存是治疗的主要目的，化疗等全身治疗便是最合适的手段。这些人却往往治病心切，偏偏去寻找敢给他开刀的医生进行手术，结果肿瘤不但没有切下来，反而促进肿瘤的快速生长。

目前，人们对化疗还或多或少存在着一些误区，认为化疗就是将好的坏的细胞一起杀死，人肯定是活不长的。其实并非如此，化疗并不是将所有的好细胞全都杀死，但因为癌细胞的增长速度比正常细胞快很多，而化疗药物所针对的就是那些生长速度极快的肿瘤细胞，虽然一部分正常细胞也会受到化疗药物的影响，但在化疗的间歇期会自行恢复，个别恢复缓慢的可以使用相应的药物促进其恢复。这也是为什么化疗之后会掉头发、白细胞会减少的原因。毛囊细胞、血细胞的生长比其他的细胞要快得多，受影响也较大，但大多数都可以自行恢复，有谁见过因为化疗而导致永久性脱发的？

对于化疗与手术，每个人的情况都不一样，对于不同的病症，医生也会选择不同的治疗方法。所以，患者只有听从医生的建议，康复的概率才会更高。

家人和社会对患者的影响

当肿瘤患者知道自己不幸患病之后，或多或少都会出现情绪上的变化，彷徨、疑虑、忧伤、担心甚至恐惧等心理上的压力随之而来，这时候除了采取针对原发病治疗，更重要的是需要家人和社会的关心和支持。在患者认为身患绝症，即将不久于人世，感到孤独无助的时候，如果及时给予慰藉、鼓励和支持，可以使患者正确面对疾病，增强信心，积极配合治疗。

相反，如果采取隐瞒，或漠不关心没有给予患者精神上的安慰和支持，患者往往会走向另一个极端，对治疗缺乏信心甚至抵触，一旦出现焦虑或抑郁症，后果更加严重，可能拒绝、放弃治疗甚至自残自杀。实际上我们也常常见到，有家人、亲朋好友或社会的鼓励和支持的患者，都会很快从疾病的阴影中走出来，以良好的心态勇敢面对疾病，积极和医生沟通、配合治疗，这些患者多数都能得到良好的近期效果，有的甚至还得到长期的控制甚至康复。有家庭、社会关心支持的患者，在疾病的稳定期往往可以恢复原来正常的家庭生活和社会生活，保持一定的社交活动，参与某些社会工作。因此，肿瘤患者除原发病的治疗外，心理康复也极为重要，而家庭、社会关心支持与否是直接影响康复效果的关键一环。

患者李先生就是一个很好的例子。十年前，李先生不幸患上结肠癌接受了手术治疗，起初家人不想让他担心害怕，隐瞒了病情。但术后的化疗使李先生怀疑自己已经病入膏肓了，精神开始崩溃，逐渐产生了抵触情绪。后来家人接受医生的建议，向患者如实告知病情，让患者了解该病的预后和转归，并从精神上给予鼓励和支持，使李先生重拾信心，积极配合治疗，坚持完成了半年的化疗。治疗后身体恢复迅速，不久便在家人的鼓励下回到工作岗位直到退休。

正当李先生退休、与子孙们享受天伦之乐的时候，不幸再次降临到他身上。也就是三年前，他因颈部出现肿块，去医院检查，发现癌细胞已经扩散到锁骨上淋巴结。沉重的打击让李先生再次一蹶不振，认为几年前是因为运气躲过了死亡的厄运，这次出现这么严重的转移，应该到头了。他拒绝进一步检查和治疗，开始写回忆录、遗书，准备起后事来了。太太和儿子心急如焚，费了不少心思轮番说服动员。看到家人的担心和关切，李先生终于答应到医院再次检查，但约法三章一旦确认转移便不做治疗。

在医院住院的过程中，家人朋友都关怀备至。太太每天为他的饮食奔波，儿子干脆放下繁忙的工作天天陪伴左右，李先生的同事朋友也不时来院探望，大家都希望能尽一切可能为李先生治疗，也希望李先生能振作起来积极配合治疗。终于在医生、家人和亲朋好友的努力下，解开了李先生的心结，他同意再次接受手术，手术后又接受了6个月的化疗。虽然这期间患者遭受手术、化疗双重打击的痛苦，但看到家人、朋友的不离不弃，李先生坚强地完成了所有的治疗，再次康复出院了。

一年半之后，当李先生又出现双肺和骨的广泛转移时，有过两次经历的李先生这一次并没有被病情的恶化击倒，反而安慰家人，并主动到医院寻求治疗，病情也很快得到缓解。在此后的九个多月中，李先生每天琴棋书画自娱自乐，有时也带带孙子，辅导孙子学习，一家人愉快地、充实地生活着，直到他生命的最后一刻。

从上面的例子我们可以看到，对于肿瘤患者，家庭乃至社会的关心支持不但能够使患者的生命得以延续，同时也使美满的家庭生活得到延续。

◎ 分享：健康的态度

随着社会的发展和物质生活的改善，目前危害人们健康的疾病谱已经出现改变，肿瘤和心脑血管疾病取代了传染性疾病和感染性疾病成为主要的致死病因，同时各种精神心理性疾病的发病率也在急剧上升，严重危害人们的健康。

健康是每个人都希望得到的。对于健康的范畴，我认为至少应该包括身和心两方面，缺一不可，只有保持身体和精神心理都处于正常状态，才能算得上是一个完全健康的人。

现代生活的节奏非常紧张，每个人尤其是中青年人都会承受着来自社会、家庭、工作、经济等方面的压力，给他们带来不同程度的影响，严重的可造成心理或精神上的伤害，导致各种心因性疾病，这将对个人乃至家庭造成灾难。因此，如何面对压力，及时调整心态，保持精神卫生和心理健康，是每个现代人面临的重大问题。

另一方面就是身体的健康。体育锻炼是强健体魄、减少患病的重要措施。目前危害健康的疾病多数是后天获得的，尤其是肿瘤和心脑血管病，这些疾病往往与生活方式有密切联系。因此，除了体育锻炼，树立合理的生活方式，养成良好的生活习惯，也是远离疾病、保持健康的重要手段之一。

要达到身心健康，不同的人或许会采取不同的方式，但无论是谁，都离不开一个共同的关键点，那就是劳逸结合。这说起来容易，做起来就并非想象的那么简单。因为现实生活中，有胸怀大志锐意进取的劳心者，也有人在江湖身不由己的劳身者，还有既运筹帷幄又亲耕陇亩的劳心劳身者……这就决定了形形色色的个人生活方式，也带来形形色色的亚健康状态，身和心的"过劳"，最终都是以健康为代价的。

在生活方式上除了劳逸结合，张弛有度，还要注意的就是饮食健康。古人"病从口入"这句话很有道理，现代生活水平的提高，使饮食结构出现巨大变化，高热量、高脂肪、高蛋白、低纤维，还有对酒精、烟草的消耗，使得对人们健康危害极大的恶性肿瘤、心脑血管疾病、糖尿病等疾病的发病率逐年上升。这些"现代疾病"无不与饮食密切相关，片面的"药膳""药疗"也可能适得其反，自欺欺人，因此饮食上的结构均衡和适当节制对预防和减少这些疾病是最简单易行的方法。

健康不是金钱能买来的，也不是"大师"能给予的，我们只有用科学的态度去看待生活，用适合的方法去追求健康，从日常生活细节做起，养成良好的生活方式习惯，才能确确实实远离疾病，保证身心健康。

符医生语录

人，若真患上肿瘤，接受治疗就在所难免。这时，最重要的是要有良好的心态，正确面对疾病，积极治疗。切忌消极绝望、讳疾忌医，或惊慌失措、病急乱投医。人有时候不是被癌症害死，而是被自己吓死的，这句话不无道理。有很多这样的例子，患者在得知自己患癌之后，精神瞬间崩溃，甚至直接选择自杀，即使勉强接受治疗，也是顾虑重重，精神压抑，治疗效果必然不佳，因为不良的心态会使身体免疫系统功能下降，对抗疾病的能力降低，身体恢复困难。

事到临头，也有人会不知所措，容易偏听偏信，从而走进各种各样的误区，甚至不愿相信科学的治疗方法，轻信江湖游医的话，最后走向了死亡的道路。

健康医学的发展，需要通过大量的相关实验去证伪，即以否定之否定的形态螺旋式上升，它以直面缺陷为特征；健康哲学与健康医学不同，它并不指向缺陷，而是高扬"优越性"，这意味着它所追求的最高目标是一个无限开放的理想境界，各行各业之人都可参与其中。

当人类从自然界中脱颖而出的时候，生存活动不再仅仅依靠自然本能，而是更多地依靠理性，于是，人要面对有限与无限、相对与绝对、暂时与永恒、现实与理想、此岸与彼岸、动物与植物等无数的对立关系，还有包括人类自身在内的宇宙万物的来源与归宿等一系列的哲学问题，健康哲学也便从中油然而生。

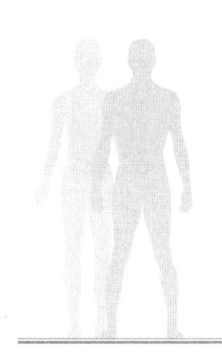

我的养生观

路　博

　　路博，优秀女主播，蒙古名字为乌云其木格。曾获得中国中央电视台"挑战主持人"冠军、广东电视司仪大赛亚军及最佳仪态奖。论文《浅谈电视节目主持人的语言艺术修养"三必须"》获得中国电视艺术家协会主持人专业委员会"主持人优秀论文"三等奖。

　　做美丽女人是现代女性的追求。每个女人一生都在寻找留住青春容颜的秘笈。如何让岁月年轮不留下沧桑印记？如何保持身心健康，青春永驻？经常被问如何让自己更美丽，其实美丽女人不是化妆化出来的，是调养而来的。不管你是20岁的年轻女性还是40岁的中年女人，抑或是年过半百的更年期女人，每个年龄段都有保养自己的方法，关键是要按照科学方法去持之以恒，坚持必出结果。

　　生活中，几乎每一个女人都希望自己肤如凝脂，身材玲珑。要做到这一点首先要知道女人是水做的，养颜离不开水，而且要由内而外。许多女人化妆用了N种护肤水，却常不奏效。其实外部补水远不能达到效果，真正的养颜要滋阴，滋养了五脏六腑，必然面若桃花。其次要记得美丽女人是睡出来的，生活规律，起居有时，劳逸结合非常重要。特别是保证充足的睡眠对延缓衰老十分有益，另外，经常锻炼身体，例如坚持户外运动，不但会使体质增强，抗病毒能力增加，还有利于塑造健美体形。

其实，不同的女人有着不同的养生之道，不论哪种方法，适合的才是最好的。女人应该懂得爱护自己，不仅要让生活有品质、有情调，还要懂得爱护自己。只要你重视，并且方法得当，一定是最美的女人。

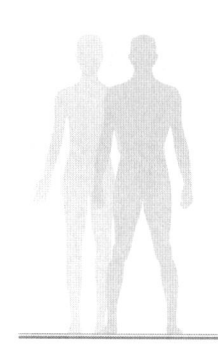

艺术养生，修炼宁静

操 驰

操驰，女，笔名艾霖，祖籍安徽，研究生学历，原空军中校。著名陶瓷艺术家，中国工艺美术协会理事、研究员、高级工艺美术师，广州首届工艺美术大师、客座教授、国礼签约画家，东方彩墨艺术馆馆长。发明的陶瓷没骨画技法，获国家专利。获国内外金奖26枚。作品被钓鱼台国宾馆、外交部和博物馆等22个机构收藏。获中国"2017年度最具收藏热度陶瓷艺术家"评选第一名。

走过几十年的人生历程，现在，如果有人问我什么是幸福，我会回答"身体健康，内心宁静"。其实我们生活在凡世，每个人来到这个世上都希望有所作为，有所成就，这是能理解的。因此，也都摆脱不了一个"俗"，这个"俗"，就是对名、权、利的追求。然而就是这个"俗"让很多人劳心劳身，又使很多人丧失了健康。

在凡世风尘中把握好这个"俗"的"度"非常重要。我曾在空军部队服役二十余年，在政府部门当处长十余年，如今做专职画家。这其中我的感受是，越是有上进心，有责任心，能力强的人承受的心理压力越大。而这种心理压力是损害健康的第一杀手。那么怎样才能在这巨大的压力下保证健康的心理呢？我的体会就是"艺术养生，修炼宁静"，调节好心理压力的"度"。

艺术养生对很多人来说觉得难，其实艺术养生有很多方法，它包含了很多人文的东西，当然练书法、绘画是最好的方法，但还有修禅静坐、听音乐、唱歌、练瑜伽、写作、谈艺术等等。在我三十多年的绘画生涯中，觉得收获最大的是境界的升华，"看破人间百态，内心宁静了然"。虽然有时还免不了"俗"，但内心没有了烦恼。古人说"心中若无烦恼事，便是人生好时节"。这也是我们活着要追求的最高境界。追求境界，靠的是修炼，身心健康，靠的是宁静！

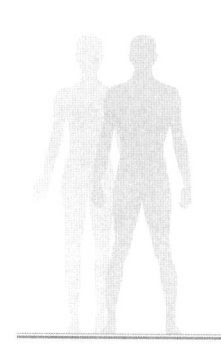

融入大环境

刘 华

刘华，从事企业管理数十载，深谙经营之道，积累了丰富的经验。中山大学EMBA。现任广州市天河投资管理有限公司董事长。

健康对每个人来说都非常重要，无论是对事业还是家庭，都有着重大的影响。从健康哲学的理念来讲，健康应当是人与大自然的融合。

我们每个人将来都要面临死亡，死后都要归于自然，这也是与自然融合的一种形式。那么在活着的时候，便要尊重自然，顺应自然规律，与大自然和谐相处。现代人都想征服自然，为此，有意无意在对大自然进行掠夺，然而这种行为必将遭到大自然的报复。这是从大环境的角度来看健康，因为如果客观环境出了问题，主体健康也是枉然。例如空气和水源的污染、食物的安全问题等，当这些问题越来越严重时，全人类的健康必将受到极大的威胁。因此，我们每个人都应该有环保意识，这关系到大家共同的利益。

另外，从个人的角度来说，日本春山茂雄编著的《脑内革命》就讲到，人体是上帝创造的精密仪器，到目前为止，还没有谁完全破解人体的奥秘。就健康而言，当然包括了我们常说的心理和生理，两者都非常重要，而且时常互相影响。

心理压力是现在社会中青年骨干人士普遍存在的问题，很多成功人士的疾病都是由心理压力造成的。我自己也时常会出现心理不协调的状况，因此对心理的调节就变得非常关注，情况严重时甚至要求助于心理医生。曾经有一段时间，身边的朋友都说我很少笑，表情一直很严肃，当然这与职业也有一定的关系。接触了一些有着大智慧的医生和朋友之后，情况就转变了很多，心情好了，身体也变得比从前更健康。

由此可见，个体的身心健康须建立在顺应大自然的基础上，融入大环境。

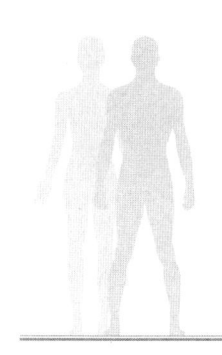

静能生慧

刘 鹏

刘鹏,公司总经理。毕业于湖北医科大学医疗系,目前从事高端健康体检(中医治未病)设备代理销售及服务。

无论是在生活还是在工作中,每个人都有遇到烦恼的时候,小到家庭琐事,大至公司决策,这个时候暴躁是决策最大的敌人,人一旦被愤怒冲昏了头脑,就会做什么错什么,越错就越暴躁,如此循环下去,迟早有一天会将自己逼疯。

遇到烦恼,我会选择尽量控制自己的情绪,将事情放一放,让大脑安静一会儿,等心情平复下来再冷静地处理事情。这一招非常奏效,因此我是一个喜欢安静的人,静能生慧,智慧是人类最宝贵的财富,在安静的环境里人的智慧将得到最大程度的挖掘。

另外,我是个素食主义者。吃素的好处很多,但也要注意方法。原则上,吃素就是指避免动物性蛋白质的摄入,可以调节人体内的胆固醇,还能降低肾结石和高尿酸的发生率。另外,由于人的体质偏碱性,吃太多肉会使体质变成酸性,因而增加患病的概率,吃素则有助于体质的酸碱平衡。吃素虽好,但要方法正确,不懂的人最好在医生的指导下进行。

俗话说生命在于运动,健康的另一个重要因素就是运动。人的身体就好像机器一样，长久不动便会生锈，一旦生锈，就什么疾病都有可能发生。对于普通人而言，运动不需要多，强度也不需要大，关键在于坚持。我很喜欢散步，平时能不开车就不开，尽量以步行为主。这是最容易做到的运动，而且养生效果不会比其他强度高的运动差。

  总之，身体是自己的，是否健康也只有自己能够决定，医生和亲人都只能起到提醒和督促的作用，关键还是在于自己的坚持。

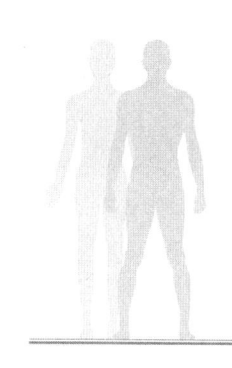

孩子们眼中的健康

符传濠

符传濠，高三在读学生。

时隔五年，再一次看到初中同学写文章，觉得那时候的自己都好天真。

时隔五年，我仔细地思考了一下我们十六七岁应该面对的问题。我们姑且不谈我们的绿水青山，让我们仔细想想，在我们身边是不是有这样一群人，他们刚刚转发完有人熬夜猝死的新闻自己却熬到夜深，或是用种种理由拒绝锻炼，可却转头立Flag说要减肥？

现在的父母总是想将最好的留给孩子，为了孩子有更优越的物质生活条件，他们拼尽全力。但是，现在很多孩子的体质并不好，一到流行病多发的季节，孩子们便让医院人满为患。很大一部分原因在于，父母和孩子都没有正确的健康观。

想要预防疾病，就必须从孩子开始。首先我们要了解在孩子们眼中，健康是什么样子的。以下是对一群初一学生(现在已经是高二了)进行采访后，以保留孩子们最真实的语言为原则，由符传濠组织整理记录。

余健男：
健康是为了保持你不生病、不受病菌的危害；只要人人都坚持锻炼、多吃肉和蔬菜，就可以让健康永不离开你。

洪瑶：
健康首先是身体健康，只有好的身体才能干好事。要保持身体健康，一是要多锻炼；二是心理健康，只要有健康的心理，就会很开心，也不会因为心理不健康而生病；还有思想健康，只有思想健康，事情才会美丽，所以一定要思想健康，不然就会不健康。

任于玥：
要有绝对的良好的饮食保证；每天都要有适当的运动；要有良好的睡眠。

许晓菁：
多运动，多进行活动；多吃对身体有益的食物；看绿色的树；多散步，多走路；要有良好的心理反应，多做一些对自己心理健康有益的事情，控制自己的情绪。

郭君婷：
我对健康的认识其实很简单：身体健康和心理健康。要保持身体健康，就要多运动，多出汗，少吃油炸食品。要保持心理健康，就要把心里那些不愉快的事说出来。如果不想和其他人说，可以对着一个玩偶或一棵树，把不愉快的事全部告诉它，让自己轻松点。

漓茶默（笔名）：
健康分为两种，一种是身体上的，一种是心理上的。身体健康就要做到多运动，少吃油炸垃圾食品，注意卫生等。心理健康就要做到心里充满正能量，做对社会有益的事，减少负能量的蔓延。

许庆钰：

我认为健康包括四个部分，第一个是运动，有句话叫作"生命在于运动"，还有句话说"运动可以代替药物，但药物不可以代替运动"；第二个是心理，心理强大也可以减少生病；第三是饮食，饮食搞好了也可以强身健体；第四是环境，有个好的环境就可以减少疾病的产生。

邓月榕：

健康就是身体上没有任何疼痛，没有任何小病，也没有任何不舒服的感觉，不用去医院。要保持健康就要不吃垃圾食品。不吃有毒的食品，不乱吃脏东西，例如：辣条、薯片等。

杨铮：

我觉得健康是要保持的，比如：运动、多吃水果、多喝水等等；健康包括很多方面，但心理健康是最重要的；健康必须多喝牛奶、多吃水果、多补充维生素等。

李泽椤：

健康主要包括身体健康和心理健康；一个人一旦不健康就会带来很多负面影响。

丘静：

健康不单单是只要锻炼和喝白开水就好，还要注意自己的个人卫生；不要喝太多饮料，要多喝白开水；还要吃一些有营养的东西。

杨维奕：

有钱就能保持健康，前提是你是健康的人；有健康就能赚钱，所以要保持健康。

许家欣：

健康就是要多锻炼身体；健康就是没有疾病；健康还包括心理健康。

梁婉仪：

健康是人们的心灵，如果人们没有了心灵，那这个人跟死人没有什么区别；只有健康的身体，才能感受到生活的乐趣。

黄博文：
多吃蔬菜和水果，多喝水，现在的饮料不健康；少吃垃圾食品，吃垃圾食品对身体不好；不要接触黄片、黄书等不良信息。

李洁晶：
不挑食，不暴饮暴食；多运动；不熬夜；读健康书籍，上健康网站。

卢培灿：
要多做运动，要每天做，不要做一点，不做一点；要心理健康，要想一些健康的事；不要吃垃圾食品。这样就可以保持健康。

孔越：
首先是身体健康，要加强运动、吃饱、穿暖；然后是心理健康，心里不要想一些不健康的事情，不看不健康的东西。

彭航：
健康很简单，首先心理要健康。如果身体很健康，内心是个扭曲的渣，那也不见得有多好。其次还有饮食，少吃肉多吃菜。这样应该就是我所想的健康。

胡昊然：
不能熬夜，不能吃油炸的东西，保证充分的睡眠时间，保证充分的运动量，看电视距离在六七米之外。

陈明：
要有好身体，心理要健康，饮食要控制，睡觉要充足。

梁深雨：
心理要健康，心情要愉悦，不要老生气；保持身体健康，就要每天运动，不要整天呆家里；早餐要吃，否则会胃痛。

焦点：
不要发疯地赚钱，那样会让你健康的身体得病；健康的身体还要锻炼。

马玲：
早上锻炼身体；少吃零食。

马骁：
健康就是不生病；健康就是可以吃饱、喝足；健康就是幸福。

卢思进：
健康就是身体上没有任何疾病。平时要注意晚上不能熬夜玩电脑；吃饭前要洗手；玩电脑不能超过三小时；不能乱吃零食和垃圾食品。

叶睿：
不晚睡，不吃油炸的东西，饮食要平衡，要早起，每天晨跑，要讲卫生，身体不能有脏东西，不然会生病。

郑毅臻：
健康是我们生活中的第一位，如果没有健康就不能学习，没有了学习就没有了未来，所以健康是非常重要的，我们要强身健体。

何卓活：
健康就是不肾亏；多做运动，睡眠充足，饮食充足、饮食均衡；健康是一项财富，健康是活久一点的关键。

余泽鑫：
在吃饭前一定要洗手，洗完后还要擦干净；上完厕所要洗手；不要买小贩做的食物。

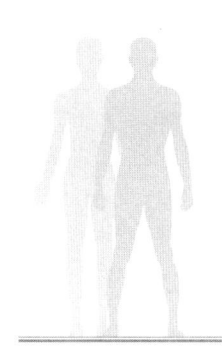

职业与健康的关系

符传东

符传东，副主任医师，医学硕士，三级医院体检中心主任，广东省职业健康协会常务理事、广州市职业安全健康协会副会长、广东省康复医学会居家康复分会委员。主持并参与省级以上科研课题5项，出版专著1部，在国内外核心期刊发表专业论文20余篇，其中SCI收录2篇。

人在日常的工作过程中，会遇到各种各样的因素或条件，如劳动强度、劳动性质、劳动姿势、作息制度、工作环境、个体健康差异等。一般来说，机体通过自身的调节和适应，可以完成工作任务，还能保持身心健康。但是，如果劳动时间过长、劳动负荷过大、工作环境太差、自身压力过大，会导致机体不能适应或耐受，身体和心理长期处于过度紧张、疲劳状态，工作能力和工作效率就会下降，使健康受到损害。职业伤害、职业病和工作相关疾病是我们常见职业性病损。

职业伤害

由工作引起并在工作过程中发生的事故伤害,即为老百姓常说的"工伤"。其发生与个体心理状态、生活方式、文化水平等有关,也与工作环境、机器设备、防护措施等有关。据国际劳工组织估计,全球每年发生工伤事件3.17亿件,约3.39亿工人受到伤害,其中死亡达230万人,由此造成的经济损失相当于世界各国国民经济总产值(GNP)的4%。据中华医学会心电生理和起搏分会统计,我国每年猝死人数超过50万,远远超过死于自杀、交通事故、白血病等的人数。有研究者调查发现,白领亚健康比例高达76%,7成人有"过劳死"危险,这与工作中的精神高度紧张、长时间熬夜、身体过于劳累等因素有关,在这些因素的刺激下,人体的血压会出现波动,而很多患者本身可能存在血脂异常、血栓或心脏病,因而更容易一病不起。所以不良的工作生活习惯会对我们的身体健康造成损害,但现实中并没有多少人识别并重视身边的这些职业危害因素,加强预防。

职业病

职业病是指职业病危害因素作用于人体的强度与时间超过一定限度,人体不能代谢其所造成的功能性或器质性病理改变,从而出现相应的临床症状,影响劳动能力。我国法定职业病分为10大类132种,包括职业性尘肺病及其他呼吸系统疾病、职业性皮肤病、职业性眼病、职业性耳鼻喉口腔疾病、职业性化学中毒、物理因素所致职业病、职业性放射性疾病、职业性传染病、职业性肿瘤、其他职业病。即你在工作生产过程中造成的疾病是否诊断为职业病,要依据国家卫计委颁布的《职业病分类和目录》和《职业病危害因素分类目录》,明确是否属于目录所列的范畴,有明确的职业病危害因素接触史,然后再根据临床症状、影像或生化检查结果,参照职业病诊断标准进行综合判定。职业病发生过程一般取决于危害因素性质、作用剂量和个体健康状况三个主要条件。如铅及其化合物可通过呼吸道和消化道吸收,与红细胞结合引起毒作用,主要累及血液及造血系统、神经系统、消化系统、血管和肾脏;大多数物理有害因素,长期高浓度/强度接触，虽然没有在体内蓄积，但是所引发的功能性改变是可以累积的；对于肝肾功能不全者，如果接触肝肾毒性较大的有机毒物，不但加重原有疾病，还可能发生职业病。劳动者进行就业前和每年定期体检，其目的是及时发现工作中有害因素的就业禁忌证，以便安排至合理的岗位，保护健康。如下图：

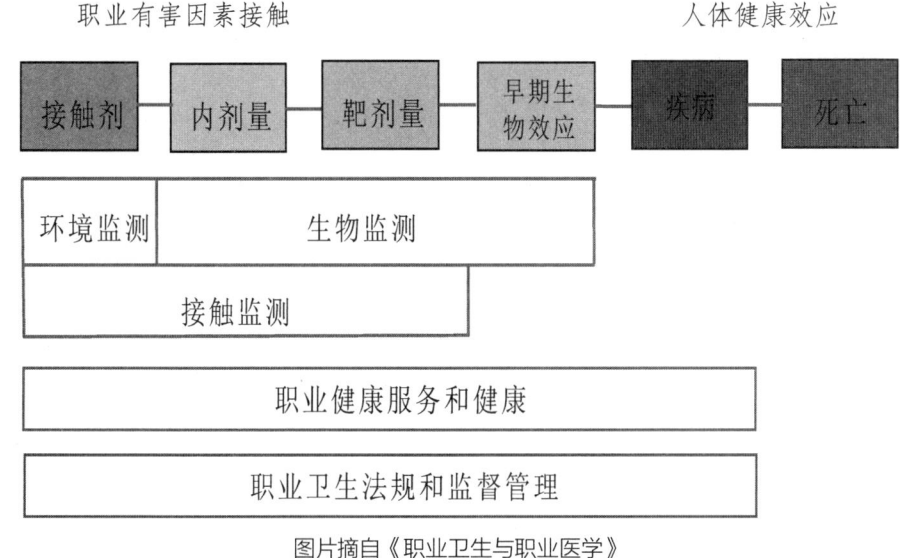

职业有害因素接触　　　　　　　　　　　　人体健康效应

接触剂 — 内剂量 — 靶剂量 — 早期生物效应 — 疾病 — 死亡

环境监测　｜　生物监测

接触监测

职业健康服务和健康

职业卫生法规和监督管理

图片摘自《职业卫生与职业医学》

一般而言，职业病具有以下五个特点：

（1）病因明确，病因即职业病危害因素，在控制病因或作用条件后，可以控制或消除发病。

（2）病因大多是可检测的，而且需要达到一定的程度，才能致病，一般有接触水平（剂量-反应）关系。

（3）在接触同样因素的人群中，常有一定的发病率，很少只出现个别病人。

（4）如能早期诊断，进行合理处理，预后较好，康复较易。

（5）大多职业病目前尚缺乏特效治疗，应加强保护人群健康的预防措施。如尘肺患者的肺组织纤维化现在仍是不可逆的。

工作相关疾病

工作相关疾病泛指一切与工作有关联的疾病、伤害等健康问题，职业病属于工作相关疾病，而平时所称的工作相关疾病与职业病有所区别，主要是由于工作环境及工作过程中某些不良的因素或习惯，造成职业人群常见病发病率增高、潜伏的疾病发作或现患疾病病情加重等，具有多因素共同作用、职业因素影响健康、控制或改善工作环境和不良习惯可以减少或缓解疾病发生发展等特点。常见的与工作有关疾病有：

（一）骨骼及软组织损伤。如腰背痛、肩颈痛、肩周炎、椎间盘突出等，主要由外伤、负重、不良体位、长期作业等因素引起。在医生、教师、司机、建筑、搬运等职业中较为常见。

（二）与职业有关的心血管系统疾病。长期接触高温、噪声、振动会导致高血压发生，过量接触铅、汞、镉等金属有害因素，也会导致肾脏肝脏受损引发继发性高血压。

（三）与职业有关的呼吸系统疾病。如慢性支气管炎、肺气肿、支气管哮喘及其引起的慢性咳嗽、咳痰等，为多因素疾病。空气污染、吸烟、呼吸道反复感染等是主要原因，职业因素引起加重。

（四）生殖系统问题。如女工长时间高强度作业，接触工作环境中的高温、噪声、化学物等有害因素会严重影响健康，月经不调、乳腺增生、阴道炎、流产等疾病发生率高于普通人群；不同职业男性，精子存活率不同，常见于司机、职员、飞行员等。

分享：对自己好一点

开心的工作，健康的生活。简简单单的十个字，说出来很容易，可我们又有多少人能做到？有一次，在地铁上，遇见一个20多岁的小姑娘晕倒了，地铁工作人员在给她喝暖开水和吃巧克力，休息几分钟稍微缓解后，又匆匆忙忙往公司赶，因为要迟到了，会影响月度全勤奖。也许我们会困惑，她真的就差这个全勤奖吧？是的，这可能会影响到全年的付出，影响到升职等。今年，在体检的企业中，发生了两例突发事故，一例是突发性脑出血，体检时就发现血压高，医生要求其要按时吃降压药，但还是因为不够重视导致悲剧发生；外一例是发生在某上市公司，某员工熬夜加班后发生猝死事件。平时在新闻媒体上看到这类报道，以为离我们较远，可当发生在自己身边，才发现，原来健康问题时刻陪伴在我们的工作生活中。

　　人人都知道喝酒、熬夜伤身，但是为了应酬，为了工作，常常笑着跟自己说，我还年轻，没有关系……出租车司机常常会问腰背痛是职业病吗？办公室职员会问颈肩痛、"鼠标手"属于职业病吗？繁忙的工作让我们习惯滴水不沾，久坐几个小时不动或长期站立姿势，工作和生活早已经没有界线，在工作的地方生活，在生活的地方工作。大家也许经常听到"忙完就好好休息，好好陪陪父母"，但是工作压力、生活压力逼着自己要拼命，就算身体已经发出强烈的抗议也被忽视。好的生活是以健康为前提，所以，大家要对自己好一点。

符医生语录

　　职场在人的一生中非常重要，它占据了青壮年时期大量时间和精力……我们的健康很多隐患就是在这个时期留下的，所以职场的健康管理显得尤为重要。

　　完整职场健康管理，应以健康小屋的形式为载体，包括环境建设、压力评估、心理干预、工间操、团建、兴趣爱好小组、体适能训练、"懒人慢动"、厨房食谱的营养配方等。

　　完好的职场健康管理，又会影响家庭的整体健康水平，所以职场健康管理是一个平台，也是源头，十分重要。应该重视和大理推广。

后　记

符　力

后记早就写好了，后来责编问是否还有新的想法？确实从这本书的写作到开始编辑，跨越大约一年时间……期间又有很多事情发生，每天都有新的感悟，让我挥之不去。我很想将这些感悟表达出来，幸亏有后记可以弥补一些遗憾。

同时，这些感悟的呈现可以为将来的思路做出铺垫。每天的临床实践让我对人体的认识有更多的理解、更多的感悟，有时这种感悟已经超出了中西医的范畴。比如很多老中医说的"传方不传药，传药不传火……"，以前我以为是中医的保守，后来发现其实并不是这样的。就像我们去吃的饭店红烧肉，把同样的材料给予我们回家烹饪，是做不出同样味道的，所以说我们要尊重各个行业的专业。再比如说熬药的火候似乎不起眼，但绝对与疗效相关！这是值得我们思考的。其结果是发现中医不但是系统的，也是非常个性化的和生活化的。

公元前1649年，有一位大师伊尹，他任宰相50年，用"以鼎调羹""调和五味"的理论治理天下，是后来老子所说的"治大国若烹小鲜"。他也是中华厨祖和中医药汤方的鼻祖，把烹饪、管理、中药汤剂有机地融合在一起。

社会的知识总量每天都在突破极限。从这个角度说这本书是有遗憾的，希望在将来写作系列中加以补充和改进。所以用"健康哲学"这个概念非常好……是开放的，是不断否定之否定螺旋上升的，使我有信心在健康哲学路上走得更远，也希望更多的同行一并加入，成就中华民族的"健康零级预防"。

家父87岁，是广东省委党校的离休哲学教授，也是我哲学思辨能力的启蒙人。他听闻我在编此书，欣然戴着老花镜写了一篇文章，鼓励我在健康哲学上走得更远。女儿和儿子也在书中有所表现，也算是另类的三代同堂。